Heilkräuterapotheke

von Anis bis Zinnkraut

Gerti Senger

Heilkräuter-apotheke

von Anis bis Zinnkraut

Über 200 bewährte Hausmittel für die Gesundheit

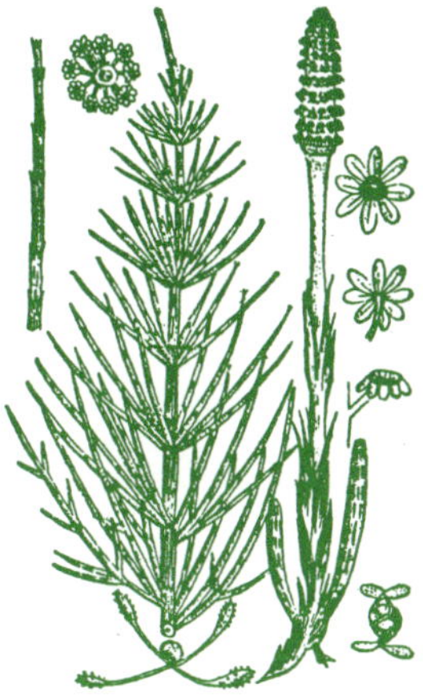

Gondrom

Lizenzausgabe für Gondrom Verlag GmbH, Bindlach 1999

Titel der Originalausgabe: »Rezepte aus dem Heilkräutergarten«
ISBN 3-8112-1695-3

Inhalt

Einleitung

»Alle Wiesen und Matten, alle Berge und Hügel sind die Apotheken Gottes«, sagte schon im sechzehnten Jahrhundert der berühmte Naturforscher, Arzt und Philosoph PARACELSUS (Theophrastus Bombastus von Hohenheim). Seither ist auf vielen Gebieten der Wissenschaft – auch in der modernen Schulmedizin – der Beweis dafür erbracht worden, daß er recht hatte. Doch was nützen diese Einsichten und der Glaube an die Heilkraft der Kräuter, wenn man nicht weiß, wie man mit ihnen umgeht?

Dieses Buch wird Ihnen helfen, sich im Heilkräutergarten Gottes zurechtzufinden, die richtigen Pflanzen aufzuspüren und sie so zu ernten, daß sie ihre volle Heilkraft entfalten. Außerdem erklärt es Ihnen die Anwendungsmöglichkeiten und bringt Ihnen die entsprechenden Rezepte, mit deren Hilfe auch der medizinische Laie kleine Beschwerden beseitigen, Krankheiten lindern und die ärztliche Therapie unterstützen kann.

Eine wesentliche Voraussetzung für den Erfolg ist stets die richtige Dosierung: Es wäre falsch zu glauben, daß Naturheilmittel – eben weil sie natürlich sind und gesünder als chemische Präparate – in jeder beliebigen Menge genossen werden dürften. Deshalb gilt es nicht nur, sich vor einem Zuwenig in acht zu nehmen, sondern auch vor einem Zuviel! Und falls Sie bei einem Arzt in Behandlung stehen und auf seinen Rat Medikamente einnehmen, müssen Sie ihn unbedingt von allen Behandlungsmaßnahmen in Kenntnis setzen, die Sie selbst mit Hilfe von Kräutern ergreifen wollen. Eine unkontrollierte Doppelmedikation könnte bedenkliche Folgen für Ihre Gesundheit nach sich ziehen!

Den Arzt ersetzen will und kann dieses Buch selbstverständlich nicht. Es wird Sie aber darin beraten, vielerlei Alltagswehwehchen rasch und ohne gefährliche Nebenwirkungen zu kurieren und sich mit der richtigen Anwendung von Kräutern fit und gesund zu erhalten.

Sammeln und Aufbewahren von Pflanzen

Ein strahlender Sommertag! Es drängt Sie zu einem Ausflug in Gottes herrliche Natur. Blumen und Blüten in Wiese, Feld und Wald erfreuen Ihr Auge. Vielleicht pflücken Sie einen bunten Strauß für die Vase. In diesem Strauß werden Sie so manches Kraut mit nach Hause nehmen, das mehr als nur schön ist: eine blühende Heilpflanze nämlich.

Die Gelegenheit zum Sammeln ist jetzt günstig: Sonnentage eignen sich für das Pflücken der meisten Pflanzen am besten, da man nur trockene, reine Exemplare sammeln sollte. Bevorzugen Sie kräftige, gesunde Pflanzen, die möglichst weitab von verkehrsreichen Straßen und künstlich gedüngten Feldern wachsen. Pflücken Sie die Pflanzen bitte behutsam! Brechen oder schneiden Sie nur jene Teile ab, die Sie als »Sammelgut« mitnehmen und tatsächlich verwenden wollen. Das können die Blätter, die Blüten oder die Samen sein. Manchmal ist es aber auch der Wurzelstock, dem die spezielle Heilwirkung innewohnt. Wenn Sie die Natur lieben und sie nicht ausbeuten wollen, graben Sie ihn nur dort aus, wo es genügend andere Exemplare dieser Pflanze gibt!

Ähnlich schonend sollten Sie beim Sammeln von Kräutersamen verfahren, die für einjährige Pflanzen zur Erhaltung der Art lebensnotwendig sind. Lassen Sie daher bitte immer einen Teil der Blüten oder Samenkapseln an der Pflanze!

Die meisten Heilkräuter entfalten ihre stärkste Wirkung in frischem Zustand. Da es hierzulande aber nicht möglich ist, das ganze Jahr über frische Pflanzen zur Hand zu haben, muß man sie konservieren. Das geschieht vorzugsweise durch Trocknen. Dabei sollten Sie folgende Punkte beachten:

- Tragen Sie die Kräuter locker geschichtet in einem Körbchen nach Hause; verwenden Sie keinen luftundurchlässigen Plastikbeutel.
- Waschen Sie die Pflanzen nicht vor dem Trocknen.
- Legen Sie sie sofort locker und dünn verteilt auf Packpapier, Karton oder ein engmaschiges Drahtgeflecht.
- An einem schattigen, luftigen, staubfreien und warmen Ort trocknen die Kräuter am besten.

- Möglich ist es auch, die Kräuter zu kleinen Büscheln zu binden und zum Trocknen aufzuhängen.
- Wenn sich der Trocknungsvorgang – beispielsweise durch einen Schlechtwettereinbruch – verzögert, sollten Sie die Kräuter zwischendurch vorsichtig wenden, damit sie wieder locker liegen.

Mit Rindenstücken, die Sie etwa von der Birke, der Eiche oder dem Faulbaum gelöst haben, verfahren Sie ebenso.

Wurzeln werden allerdings im Gegensatz zu jedem anderen Sammelgut vor dem Trocknen gewaschen. Es empfiehlt sich, sie mit einer weichen Bürste zu säubern, damit sie ganz rein werden. Dicke Wurzeln kann man der Länge nach durchschneiden. Fädeln Sie danach die Wurzelstöcke auf eine dünne Schnur, hängen Sie diese dann an einem gut durchlüfteten, schattigen Ort auf.

Reife Beeren, wie Heidelbeeren, Holunder oder Weißdorn, trocknet man am besten im Halbschatten. Bei Schlechtwetter legt man sie locker auf eine luftdurchlässige Unterlage und läßt sie einige Tage in einem warmen Raum vortrocknen. Anschließend können sie im Backrohr bei mäßiger Hitze (etwa 40 bis 60 Grad Celsius) nachtrocknen.

Sobald Ihr Sammelgut vollständig trocken ist, können Sie es zerkleinern und abfüllen. Dunkle Gläser oder Porzellangefäße eignen sich hervorragend als Behältnisse. Falls Sie aber über einen dunklen, kühlen Vorratsraum verfügen, können Sie dort die getrockneten Kräuter auch in Papiertüten aufbewahren.

Vergessen Sie nicht, die Gefäße ausreichend zu beschriften! Getrocknete Kräuter gleichen einander allzusehr und können später nicht mehr mit Sicherheit identifiziert werden.

Nicht sinnvoll ist es, mehr zu sammeln und aufzubewahren, als man ungefähr in einem Jahr verbraucht. Denn nach dieser Frist verlieren fast alle Heilkräuter ihre Wirkung. Und noch ein Hinweis: Sie bekommen alle Heilkräuter in bester Qualität auch in der Apotheke.

Übrigens: Viele Kräuter lassen sich mit beträchtlichem Erfolg im Garten züchten und ernten. Daß man damit nur eine jahrhundertealte Tradition fortführt, beweist ein Erlaß von Kaiser KARL DEM GROSSEN. Schon im achten Jahrhundert ließ er eine Reichsverordnung verfassen, die mit den Worten beginnt: »Wir wollen, daß man in den Gärten all diese Kräuter halte . . .« Die dann folgende Aufzählung umfaßt nicht weniger als siebzig Heil- und Gewürzpflanzen und rund zwanzig verschiedene Obstsorten. Viele dieser Pflanzen hatten die Benediktinermönche aus südlichen Ländern über die Alpen gebracht. Nun wurden sie auch in Mitteleuropa heimisch und breiteten sich von den Kloster- und Bauerngärten wildwuchernd in die benachbarten Wiesen, Felder und Wälder aus, wo wir sie, Gott sei Dank, heute noch finden.

Zubereitung von Heilkräutern

Es gibt verschiedene Methoden, die Wirkstoffe der Heilkräuter optimal zu nutzen. Hier werden vor allem jene Zubereitungsweisen erklärt, die Sie ihrer Einfachheit wegen auch im häuslichen Bereich vornehmen können.

Der Aufguß: Geben Sie die frischen oder getrockneten Kräuter zerkleinert in einen Emailtopf oder in ein Porzellangefäß. Schütten Sie kochendheißes, aber nicht sprudelnd kochendes Wasser darüber, und lassen Sie es dann drei bis zehn Minuten lang ziehen; ebenso gießen Sie jede Mischung auf, in der Rinde und Wurzeln enthalten sind. Danach seihen Sie die Flüssigkeit ab und trinken diesen Tee, wenn nicht anders angegeben, ungesüßt, warm und langsam in kleinen Schlucken. Es ist in den meisten Fällen zulässig, die gesamte Tagesmenge auf einmal zuzubereiten. Man sollte dann aber den Teevorrat in eine Thermosflasche füllen, da es sich in vielen Fällen nicht empfiehlt, erkalteten Tee wieder aufzuwärmen.

Falls es beabsichtigt ist, den Aufguß nur für äußere Anwendungen (Umschläge) zu gebrauchen, kann man die angegebene Kräuterdosis um die Hälfte erhöhen (siehe auch unter »Kräuterbrei für Umschläge«).

Der Ansatz (Kaltauszug): Geben Sie die vorgeschriebene Menge des Heilkrauts in eine Tasse, und übergießen Sie sie mit kaltem Wasser. Dieser Ansatz soll zwischen sechs und zwölf Stunden im mäßig warmen Zimmer stehenbleiben. Dann seihen Sie die Flüssigkeit ab, wärmen sie an und trinken diesen Tee.

Der Auszug (Tinktur): Für dieses Verfahren benötigen Sie vierzig- bis fünfzigprozentigen Alkohol. Sie können Kornschnaps, Obstbrand oder verdünnten Weingeist nehmen. Am besten gehen Sie so vor: Füllen Sie frische Kräuter (Blüten, Blätter, Stengel) in ein Glas, und drücken Sie sie leicht nieder. Dann gießen Sie so viel Alkohol dazu, daß das Kraut überdeckt ist. Stellen Sie das Glas gut verschlossen an einen warmen, sonnigen Platz, und schütteln Sie es täglich mindestens einmal kräftig durch. Nach zehn bis fünfzehn Tagen filtern Sie diesen Auszug durch ein feinmaschiges Sieb oder Tuch und füllen ihn in Flaschen, die Sie gut verschließen. Kühl aufbewahrt verliert er seine Wirksamkeit erst nach etwa zwei Jahren.

Gepreßter Saft: Dazu brauchen Sie eine gute Obstpresse oder einen elektrischen Entsafter. Verwenden Sie nur frische Pflanzen und Pflanzenteile für diese Zubereitung. Tauchen Sie die Blätter und Blüten kurz in Wasser, schütteln Sie sie gut ab, und pressen Sie sie. Frische Wurzeln lassen sich leicht entsaften. Der Preßsaft muß absolut frisch sein; dann enthält ein Eßlöffel Saft ungefähr so viele Heilstoffe wie eine ganze Tasse Tee.

Das Kräuterpulver: Wenn Sie die getrocknete Pflanze mahlen, reiben oder zerstoßen, erhalten Sie Kräuterpulver, das Sie in kleinen Dosierungen (eine Messerspitze voll) verwenden können, indem Sie es Getränken oder Speisen beimengen.

Die Abkochung (Absud): Für diese Zubereitungsart dürfen Sie nur Wurzeln, Rinde und Holzteile nehmen, da die Wirkstoffe der empfindlicheren Pflanzenteile durch den Kochvorgang zerstört werden. Auf einen Teil zerkleinerte Wurzeln und Rinden kommen zehn Teile Wasser. Lassen Sie das Ganze etwa eine Viertelstunde lang kochen, und rühren Sie öfters um; lassen Sie anschließend den Sud ziehen. Bevor Sie die Flüssigkeit abseihen, können Sie die Pflanzenteile noch auspressen.

Kräuterbrei für Umschläge: Füllen Sie ein Mull- oder Leinensäckchen mit Kräutern, hängen Sie es zehn bis fünfzehn Sekunden lang in heißes, aber nicht kochendes Wasser; dann legen Sie das Säckchen auf die Stelle, die Sie behandeln wollen. Sie können dasselbe Säckchen mehrmals verwenden. Müssen größere Hautflächen behandelt werden, taucht man am besten einen Leinenlappen in den warmen Aufguß (siehe dort), entfernt die überschüssige Flüssigkeit und legt den feuchten Lappen auf. Dann bedeckt man ihn mit einem warmen Tuch. Kräuterumschläge sollen stündlich erneuert werden.

Badezusätze: Kräuter werden etwa zwölf Stunden, Wurzeln zwölf bis vierundzwanzig Stunden lang kalt angesetzt. Bevor Sie den Ansatz (siehe auch dort) abseihen, sollten Sie ihn auf Körpertemperatur erwärmen. Manche Kräuter lassen sich durch Überbrühen oder kurzes Aufkochen noch besser auswerten. Bäder sollten nicht länger als zwanzig Minuten dauern. Dabei müssen Sie darauf achten, daß das Wasser warm gehalten wird. Nach dem Bad empfiehlt es sich, in ein Badetuch gehüllt im Bett etwa eine Stunde lang »nachzudünsten«.

Kräuterauflagen: Dafür eignen sich nur frische, zerquetschte Blätter und Wurzeln. Sie wirken vor allem bei schlecht heilenden Wunden, Furunkeln, Insektenstichen, Blutergüssen und Rheuma oft besser als Umschläge. Auflagen sollten jede halbe Stunde gewechselt werden.

Salben: Erhitzen Sie zweihundertfünfzig Gramm Schweinefett in einer Pfanne. Fügen Sie zwei Hände voll frisch geschnittenes Kraut hinzu; lassen Sie es nun unter ständigem Rühren fünf Minuten auf dem Feuer. Dann nehmen Sie die Pfanne vom Herd und decken sie zu. Am nächsten Tag zerlassen Sie das Fett wieder und filtern es durch ein Leinentuch. Wenn Sie diese Salbe kühl – aber nicht im Kühlschrank – aufbewahren, ist sie längere Zeit haltbar und wirksam.

Wirkstoffe in den Heilkräutern

Die in den Heilkräutern enthaltenen Wirkstoffe sind so zahlreich, daß längst noch nicht alle Bestandteile restlos erforscht sind. Vor allem jene Bestandteile, die nur in Spuren feststellbar sind, trotzdem aber große Wirkungen haben, lassen sich auf chemischem Wege oft nur schwer ermitteln. Die zahlreichen, wenn auch nur in geringen Spuren vorkommenden Inhaltsstoffe bewirken, daß ein und dasselbe unscheinbare Kräutlein gegen die unterschiedlichsten Beschwerden empfohlen wird. Ein weiterer Grund für die bei oberflächlicher Betrachtung verwirrende Tatsache, daß eine Pflanze sowohl Bauchschmerzen zu lindern als auch eitrige Wunden zu heilen vermag, ist das *Zusammenspiel* dieser verschiedenen Wirkstoffe. Deshalb ist es nicht gleichgültig, ob Sie für einen Tee nun mehr oder weniger von einem Kraut verwenden oder ob Sie einen Ansatz oder Aufguß machen. Heilkräuter sind empfindlich – sie reagieren auf unsachgemäße Zubereitung mit Wirkungslosigkeit. Bei richtiger Handhabung vermögen diese grünen Wunder der Natur etwas zu bewirken, das chemischen Produkten nicht gelingt: Kräuter heilen, ohne zu schaden.

Die Wirkungsweisen der folgenden Inhaltsstoffe sind hinlänglich untersucht und bekannt:

Alkaloide sind stickstoffhaltige organische Pflanzenbasen. Sie zählen zu den wichtigsten Arzneimitteln, die Medizin und Pharmakologie bisher gefunden haben. Fast alle Alkaloide wirken auf das Zentralnervensystem. Einige werden als Heilmittel wirksam, andere aber sind so giftig, daß man mit einem Gramm tausend Menschen vergiften könnte (zum Beispiel in Bilsenkraut, Herbstzeitlose, Tollkirsche).

Ätherische Öle werden in der Pflanze dort gebildet, wo sich Öldrüsen, Ölschuppen oder Sekretbehälter befinden. Sie sind wasserunlösliche Wirkstoffgemische, die sich in der Luft rasch verflüchtigen und dabei einen starken Duft verbreiten. Ihre Eigenschaften: Sie wirken anregend (wie etwa die Pfefferminze) oder beruhigend (wie Baldrian und Melisse), fäulnishemmend (wie Kümmel und Kalmus) und antibakteriell (wie Thymian beziehungsweise Quendel). Das ätherische Öl von Rettich und Senf wirkt hautreizend, während beispielsweise das der Kamille Entzündungen hemmt.

Glykoside sind chemische Verbindungen, die in manchen Pflanzen (wie etwa Rhabarber und Faulbaum) hochwirksame Heilkraft besitzen. In anderen Pflanzen (zum Beispiel Maiglöckchen, Fingerhut) sind Glykoside, die zur Speicherung von Zucker in den Pflanzen dienen, höchst giftig. Von einer Selbstbehandlung mit diesen Kräutern ist daher dringend abzuraten.

Gerbstoffe führen Eiweiß in schwerlösliche Formen über und sind in vielen Heilkräutern enthalten. Zur Haltbarmachung von Fellen und Tierhäuten werden sie seit Jahrtausenden verwendet. In der Medizin setzt man sie gegen Zahnfleischbluten, starke Schweißabsonderung und bei Erfrierungen ein. Da Gerbstoffe nicht nur das Eiweiß schwerlöslich machen, sondern auch die in Heilpflanzen enthaltenen Alkaloide und Glykoside, muß man sich bei der Mischung eines Tees aus verschiedenen Pflanzen strikt an die Vorschrift halten. Wenn nämlich die Gerbstoffe die anderen Wirkstoffe binden, wird der heilende Effekt aufgehoben.

Bitterstoffe: Schon im Altertum wurden alle bitter schmeckenden Pflanzen als heilsam betrachtet und zur Appetitanregung und als Verdauungshilfe eingesetzt. Diese Verwendung ist auch heute noch üblich, obwohl sich unter dem Sammelnamen »Bitterstoffe« unterschiedliche und oft schwer identifizierbare chemische Wirkstoffe verbergen.

Weitere Wirkstoffe: Außerdem wurden in Heilpflanzen bisher sieben verschiedene Hormone und vierzehn Vitamine entdeckt! Darüber hinaus enthalten Pflanzen – wenn auch in geringerer Beimengung – Sekretine, Fermente, Glukokinine, Toxine, Flavone, Flavanone, Isoflavone, Xanthone, Saponine, Harze, Kampfer, Fette, Wachse, Eiweißstoffe, Amine, Aminosäuren, Betaine, Cholin, Muskarin, Amide, Pyrimidine und Acria (Hautreizstoffe).

Welches Heilkraut für welche Beschwerden?

Bitte suchen Sie in der nachfolgenden alphabetischen Zusammenstellung die Beschwerden auf, die Sie behandeln wollen. Schlagen Sie dann die jeweils empfohlenen Heilpflanzen in dem anschließenden »Heilkräuterlexikon von A bis Z« nach, um die erforderlichen Einzelheiten zu erfahren. Mit O gekennzeichnete Pflanzen sind bei der Behandlung der jeweiligen Krankheit besonders wirksam.

Abwehrschwäche

Knoblauch
O Löwenzahn
O Sanddorn
Schafgarbe

Appetitlosigkeit

O Alant
Anis
Brunnenkresse
O Enzian
Hopfen
Sauerklee
Schnittlauch
Senf
O Tausendguldenkraut
Wacholder
O Wermut

Arterienverkalkung

Faulbaum
O Johannisbeere
O Knoblauch
Stiefmütterchen

Augenleiden, strapazierte Augen

O Augentrost
Dill
Eibisch
Erdrauch
Fenchel
O Karotte
Nußbaum
Ruprechtskraut
Wermut
O Ysop
Zinnkraut

Blähungen

O Kalmus

Blasenstörungen, Harnverhaltung

O Angelika
Bärlapp
O Berberitze
Bibernelle
Birke
O Brennessel
Dill

Eberwurz
Eibisch
Erdbeere
Fichte
Gänseblümchen
Ginster
Goldrute
○ Hauhechel
Heckenrose
Heidekraut
Herzgespann
Holunder
Johannisbeere
Käsepappel
Kalmus
Klette
Kümmel
Labkraut
Leinkraut
Liebstöckel
Löwenzahn
○ Meerrettich
Odermennig
Petersilie
○ Preiselbeere
Schnittlauch
Schafgarbe
Schlehdorn
Steinklee
Wacholder
○ Wegerich
Zinnkraut

Blutbild (Verbesserung)

○ Andorn
Bärlauch
Berberitze
Brombeerstrauch
○ Eiche
Enzian
Erdbeere
Erdrauch
○ Hohlzahn
Thymian
Zinnkraut

Blutdruck (Regulierung)

Bärlauch
Ginster
Heidekraut
○ Hirtentäschel
Mistel
Schnittlauch
○ Weißdorn

Blutreinigung

Bibernelle
○ Brennessel
Brunnenkresse
○ Ehrenpreis
Goldrute
Heckenrose
Huflattich
Johanniskraut
Klette
Leinkraut
Nußbaum
Pestwurz
○ Quecke
Ringelblume
Salbei
Sauerklee
Schlehdorn
Schlüsselblume
Stiefmütterchen
Tausendguldenkraut
○ Wacholder
Waldmeister
○ Wegwarte
Ysop

Blutstillung

○ Eiche
Hirtentäschel
Sanikel
○ Vogelknöterich
Wiesenknopf
○ Zinnkraut

Depressionen

Baldrian
○ Eisenkraut
Johanniskraut

Darmträgheit

Ackerwinde
○ Alpenampfer
Andorn
Anis
Bärlauch
Buchsbaum
Ehrenpreis
Enzian
Erdrauch
○ Faulbaum
Ginster
○ Holunder
Lein
Leinkraut
Rettich
○ Rhabarber
Salbei
Schlehdorn
○ Senf

Durchfall

Angelika
○ Apfelbaum
Betonie
○ Brombeerstrauch
Erdbeere
○ Flechte
Goldrute
○ Heidelbeere
Lavendel
Preiselbeere
Rhabarber
Roßkastanie
Ruprechtskraut

Entzündungen

Angelika
Beinwell
Erdbeere
Hauswurz
Käsepappel
○ Kamille
○ Lein
Nußbaum
Ruprechtskraut
○ Salbei
Sanikel
Taubnessel
Zinnkraut

Erkältung, Fieber

○ Augentrost
Beinwell
Berberitze
○ Bibernelle
Enzian
Fichte
Flechte
Gänseblümchen
Hauswurz
Himbeerstrauch
○ Holunder
Johannisbeere
Käsepappel
Knoblauch
○ Linde
Pestwurz
Senf

Frauenleiden

Basilikum
Beinwell
Eibisch
Eiche
○ Frauenmantel
Himbeerstrauch
Johanniskraut

Kalmus
Kamille
○ Mistel
Schafgarbe
Steinklee
○ Taubnessel
Thymian
Wacholder

Frühlingskur, Frühlingstee

○ Bärlauch
Brunnenkresse
○ Brennessel
Fichte
Hopfen
Huflattich
○ Löwenzahn
Quecke
Rettich
○ Sauerampfer
Schlüsselblume

Gallenstörung

○ Ackerdistel
Bärlapp
Berberitze
Eisenkraut
Erdbeere
○ Erdrauch
Hauhechel

Geburtsförderung

Himbeerstrauch
Hirtentäschel
Quendel
○ Wermut

Gelenkschmerzen, Gelenkentzündung

○ Birke
Ehrenpreis
○ Gänseblümchen
Goldrute
Steinklee
Quecke
○ Wacholder

Geschwüre, Abszesse

Angelika
Arnika
Beinwell
○ Bockshornklee
Brennessel
Dill
Efeu
Erdrauch
Frauenmantel
Goldrute
○ Hauswurz
Labkraut
○ Lein
Pestwurz
○ Ringelblume
Steinklee
Taubnessel
Zinnkraut

Grippe

Holunder
Huflattich
○ Linde

Gürtelrose

Lein

Haarausfall

○ Birke
Buchsbaum
Karotte
Nußbaum

Halsentzündung, Rachenkatarrh

Bibernelle
Brombeerstrauch
○ Dost
Fenchel
Himbeerstrauch
Käsepappel
Kamille
○ Odermennig
○ Salbei
Tormentill

Hautkrankheiten

Alant
○ Alpenveilchen
Andorn
Bärlapp
Bärlauch
○ Birke
Buchsbaum
Dost
Ehrenpreis
Eiche
Erdbeere
Erdrauch
Fichte
Goldrute
○ Johanniskraut
Kamille
Klette
Knoblauch
○ Labkraut
Leinkraut
Roßkastanie
Sanikel
Sauerampfer
Sellerie
○ Stiefmütterchen
Tormentill

Herzklopfen (nervöses)

Melisse
Pfefferminze

Herzschwäche

○ Adonis
Enzian
Heidekraut
○ Herzgespann
Kartoffel
Schlüsselblume
Veilchen
Weißdorn
Zwiebel

Hühneraugen

○ Efeu
Hauswurz
Schöllkraut

Husten, Bronchitis, Bronchialkatarrh

○ Alant
Andorn
Anis
Betonie
Bockshornklee
Brombeerstrauch
○ Dost
Ehrenpreis
○ Eibisch
Erdrauch
Fenchel
○ Fichte
Flechte
Hederichkraut
Hohlzahn
○ Huflattich
Johannisbeere
Johanniskraut
Käsepappel
Knoblauch
Kümmel
Linde

- O Lungenkraut
- Meerrettich
- Quecke
- Quendel
- Rettich
- Schlüsselblume
- Sellerie
- Senf
- O Spitzwegerich
- Thymian
- Veilchen
- Vogelknöterich
- Wacholder
- Wegerich
- Ysop
- Zinnkraut
- O Zwiebel

Insektenstiche

- Goldrute
- O Hauswurz
- Melisse
- Nußbaum
- Pestwurz
- Wegerich

Ischiasschmerzen

- Ackerdistel
- O Giersch
- Meerrettich
- O Senf
- Wacholder

Katarrhe

- Gänseblümchen
- Hederichkraut
- O Königskerze
- Roßkastanie
- Senf
- O Spitzwegerich

Kopfschmerzen, Migräne

- Alpenveilchen
- O Augentrost
- Ehrenpreis
- Eisenkraut
- Huflattich
- O Lavendel
- O Majoran
- Sanddorn
- Schlüsselblume
- Spitzwegerich
- Steinklee
- Wacholder

Krämpfe

- Dost
- O Fenchel
- Hauhechel
- O Lavendel
- Pfefferminze
- Quendel

Krampfadern, Hämorrhoiden

- Farnkraut
- Kamille
- O Lein
- Leinkraut
- Roßkastanie

Kreislaufschwäche

- O Berberitze
- Birke
- Ginster
- O Hirtentäschel
- O Mistel
- Wegwarte
- O Weißdorn

Leberstörungen

- Gänseblümchen
- O Hohlzahn

- Kamille
- ○ Klette
- Lavendel
- Leinkraut
- Odermennig
- Tormentill
- ○ Waldmeister
- Wegwarte
- Wermut
- Ysop

Magen- und Darmbeschwerden

- Alant
- ○ Angelika
- Augentrost
- Bärlauch
- Basilikum
- Beinwell
- Bitterklee
- Brennessel
- Dill
- ○ Eberwurz
- Ehrenpreis
- Eibisch
- Eiche
- ○ Enzian
- ○ Fenchel
- Herzgespann
- Hopfen
- Käsepappel
- Kalmus
- Kamille
- Karotte
- ○ Kartoffel
- Knoblauch
- Königskerze
- Kümmel
- Linde
- Meerrettich
- Melisse
- Pfefferminze
- Quendel
- Ringelblume
- Roßkastanie
- Sanikel
- Schafgarbe
- Steinklee
- ○ Tausendguldenkraut
- Thymian
- Tormentill
- Vogelknöterich
- ○ Wacholder
- Wegerich
- ○ Wermut

Menstruationsbeschwerden

- Brombeerstrauch
- Eisenkraut
- ○ Frauenmantel
- Herzgespann
- Hirtentäschel
- ○ Johanniskraut
- Liebstöckel
- Mistel
- Ringelblume
- Sauerklee
- ○ Taubnessel
- Tormentill

Milchschorf

- Erdrauch
- Stiefmütterchen

Mundgeruch

- ○ Dill
- Eisenkraut
- Erdbeere

Nasenbluten

- Erdbeere
- Wiesenbibernelle

Nervenleiden, nervöse Beschwerden

- Apfelbaum
- ○ Baldrian

Dost
Eisenkraut
Enzian
Holunder
Johanniskraut
○ Lavendel
Liebstöckel
Majoran
Pestwurz
Quendel
Stiefmütterchen
Thymian
○ Veilchen
Waldmeister

Nierenstörung

Angelika
○ Birke
Eberwurz
Eiche
Eisenkraut
○ Heckenrose
Johannisbeere
Kamille
○ Kartoffel
Wegerich

Ohrenschmerzen

Dost
○ Hauswurz
Ruprechtskraut
Spitzwegerich
○ Steinklee

Rheuma, Gicht

Arnika
○ Alpenveilchen
Angelika
Apfelbaum
Buchsbaum
Dost
Ehrenpreis
Erdrauch
Farnkraut
Fenchel
Fichte
○ Giersch
○ Hauhechel
Heckenrose
Heidekraut
Holunder
Johannisbeere
Johanniskraut
Königskerze
Liebstöckel
Majoran
○ Meerrettich
Melisse
○ Preiselbeere
Schafgarbe
Sellerie
Springwurz
Stiefmütterchen
○ Wacholder

Schlaflosigkeit

○ Baldrian
Eisenkraut
○ Hopfen
Kalmus
○ Lavendel
Melisse
Schlüsselblume
Steinklee
○ Veilchen

Schluckauf

Anis

Schmerzen (allgemein)

○ Johanniskraut
Leinkraut
Melisse

- O Pfefferminze
- Schöllkraut

Schnupfen

- Augentrost

Schwäche, Rekonvaleszenz

- O Alant
- Bockshornklee
- Brennessel
- O Eiche
- Eisenkraut

Schwellung der Füße

- Huflattich
- Zinnkraut

Stillprobleme

- Anis
- Dill
- O Eisenkraut
- O Fenchel
- Kümmel
- Salbei (milchhemmend!)

Stimmritzenkrampf

- Käsepappel

Stoffwechselstörungen

- Alant
- O Kalmus
- Mistel
- Sauerklee
- O Wacholder
- Wermut

Verbrennungen

- Kartoffel
- Spitzwegerich

Verdauungsprobleme

- O Apfelbaum
- Beinwell
- O Bibernelle
- Hirtentäschel
- Käsepappel
- Kartoffel
- Mistel
- Nußbaum
- O Odermennig
- Petersilie
- O Schlehdorn
- Spitzwegerich
- Ysop

Vergiftungen

- Angelika
- Stiefmütterchen

Verletzungen

- O Arnika
- O Beinwell
- Ehrenpreis
- Johanniskraut
- Pestwurz
- O Ringelblume
- Springwurz
- Thymian

Vitaminmangel

- Birke
- O Brunnenkresse
- Heckenrose
- Johannisbeere
- O Karotte
- Kartoffel
- Preiselbeere
- Quecke
- O Rettich
- Rhabarber

- ○ Schnittlauch
- Sanddorn
- Wacholder
- ○ Zwiebel

Warzen

- Schöllkraut

Wassersucht

- Alpenveilchen
- ○ Brombeerstrauch
- Eberwurz
- Fenchel

Wechselbeschwerden

- ○ Baldrian
- Wiesenbibernelle

Wunden

- Alpenveilchen
- Arnika
- ○ Beinwell
- Efeu
- Ehrenpreis
- Eibisch
- Enzian
- Erdbeere
- ○ Lein
- Frauenmantel
- Gänseblümchen
- Goldrute
- ○ Hauswurz
- Hirtentäschel
- Huflattich
- ○ Johanniskraut
- Königskerze
- Lavendel
- Nußbaum
- Odermennig
- Pestwurz
- ○ Ringelblume
- Ruprechtskraut
- Spitzwegerich
- Vogelknöterich
- Wegerich
- Wiesenknopf

Wurmleiden

- Farnkraut

Zahnfleischentzündung /-bluten

- Erdbeere
- Fichte
- Johannisbeere
- ○ Linde
- Sanddorn
- ○ Tormentill
- Zinnkraut

Zahnschmerzen

- Dost
- ○ Hauhechel
- Tormentill

Zahnschmerzen (nach Zahnziehen)

- Salbei

Zuckerkrankheit

- Brennessel
- Frauenmantel
- Heckenrose
- ○ Heidelbeere
- Kartoffel
- ○ Klette
- Mistel
- ○ Springwurz
- Wacholder
- Wegwarte
- Wermut

Heilkräuterlexikon von A bis Z

Ackerdistel *(Sonchus arvensis)*

(Rote Ackerdistel, Gänsedistel, Sanddistel, Hasendistel, Hasenkohl)

Die Ackerdistel gilt zwar als Unkraut, in der Naturheilkunde ist sie jedoch nicht »zweite Wahl«. Normalerweise wird die Ackerdistel etwa zehn Zentimeter hoch. Ihre Stengel sind rund und hohl und tragen knopfartige gelbe Blüten. Die Pflanze führt Milchsaft. Der Wurzelstock kriecht waagrecht mit langen Nebenwurzeln durch den Boden. Man findet die Ackerdistel an Wegrändern und, wie schon der Name sagt, auf Äckern. Sie bevorzugt lehmigen Boden. Wenn sie von häufiger Ackerdüngung begünstigt wird, kann sie mehr als einen Meter Höhe erreichen.

Für Heilzwecke werden vor allem die Blätter der Ackerdistel verwendet. Mit Essig und Öl kann man aus ihnen einen Salat zubereiten, der auf Leber und Galle besänftigend wirkt und Darmparasiten beseitigt. Bei schlecht heilenden Wunden und Insektenstichen können Sie die ganze Pflanze – Stengel, Blätter und Blüten – zerquetschen und für eine Auflage verwenden.

Die Ackerdistel ist – als Tee zubereitet – ein bewährtes Mittel gegen Gallen- und Nierensteine:

Hausmittel

Nehmen Sie einen Teelöffel getrocknete Ackerdistel und zwei Teelöffel Salbei. Überbrühen Sie die Mischung mit einem halben Liter Wasser, und lassen Sie sie zehn Minuten lang ziehen.

Die Kräuterkundigen vergangener Jahrhunderte meinten sogar, daß sich bei längerem Genuß dieses Tees Gallen- und Nierensteine gänzlich auflösen würden.

In historischen Kräuterbüchern findet sich für die Ackerdistel auch noch ein anderer Anwendungsbereich: Siedet man die ganze

Pflanze in Wein und trinkt davon morgens gleich nach dem Aufstehen eine halbe Tasse, dann lindert dieser Sud Ischiasschmerzen. Ein Versuch lohnt sich bestimmt!

Ackerwinde *(Convolvulus arvensis)*

(Wehwinde)

Wer kennt es nicht, dieses graziöse »Unkraut«, dessen Stengel zu schwach ist, um die Blüte aufrecht zu tragen? Deshalb klettert die Ackerwinde an anderen Pflanzen empor. Auf bebautem Boden ist sie, da sie den Nutzpflanzen das Licht raubt, keineswegs beliebt. Doch mit ihren weißlichen bis rosaroten Blüten sieht sie so reizvoll und zerbrechlich aus, daß sie schon oft zum Gegenstand von Malerei und Dichtkunst wurde.

Die japanische Poesie hat die Ackerwinde nicht nur hoffähig gemacht, sondern auch Blumenzüchter dazu angeregt, sie zu veredeln. Tagsüber duften die Blüten, doch am Abend, wenn sich die Blüte schließt, verschwindet auch der Duft. Wenn es regnet, öffnet sich der empfindliche Blütenkelch überhaupt nicht. Von deutschen Poeten wurde diese Pflanze mit unzähligen liebevollen Namen belegt, wodurch sie in manchen Gegenden auch als »Brautblume« oder »Marienkelch« bekannt ist.

Zwar ist die Ackerwinde als Heilkraut bekannt, sie findet aber keine sehr häufige Anwendung, weil ihre Wirkung als Abführmittel vergleichsweise mild ist. Falls Sie aber ohnedies nur eine leichte Verdauungsregulierung anstreben, können Sie aus zwei bis vier Gramm trockener Ackerwinde eine Tasse Tee bereiten. Trinkt man davon morgens und abends jeweils eine Tasse, hat man die Gewißheit, daß sich der Stuhlgang sanft reguliert.

Der Name »Wehwinde« kommt daher, daß man im Mittelalter einen solchen Tee auch gegen Frauenleiden trank. Der wissenschaftliche Nachweis für eine solche Wirkungseigenschaft konnte allerdings nicht erbracht werden. Ebenfalls in alten Kräuterbüchern steht zu lesen, daß die Ackerwinde ein gutes Fiebermittel sei, doch auch diese Eigenschaft ist nicht nachgewiesen worden. Besser ist es also, wenn Sie die zarte Ackerwinde nur als »zartes« Darmregulans verwenden.

Adonis *(Adonis vernalis)* **GIFTIG!**

(Braunmägdlein, Frühlingsteufelsauge, Böhmische Nieswurz, Adonisröschen)

An sonnenreichen Hängen und in der Nähe von Kiefernwäldern blüht diese Pflanze mit dem wohlklingenden Namen von April bis Juni. Sie bevorzugt kalkreichen Boden und wird dort bis zu vierzig Zentimeter hoch. Wie das giftige Maiglöckchen enthält auch die (geschützte!) Adonis, von der man die blühende Pflanze für Heilzwecke verwenden kann, digitalisähnliche Glykoside. Diese Wirkstoffe sind überaus empfindlich und lassen sich ohne spezielle Konservierung nicht über längere Zeit aufbewahren. Sogar Abkochungen aus der Apotheke sind nur kurz wirksam. Außerdem spricht ein weiterer Umstand gegen die Aufnahme über den Magen-Darm-Trakt: Glykoside sind besonders empfindlich gegen die Salzsäure, wie sie der Magensaft enthält.

Angewendet wird das Adonisröschen vor allem bei mäßiger Herzschwäche. Es erweitert die Herzkranzgefäßte und wirkt beruhigend. Im Gegensatz zu den Digitalis-Glykosiden fehlt beim Adonisröschen die sogenannte »kumulative« Wirkung; das bedeutet, daß sich auch bei längerer Einnahme der Effekt nicht multipliziert, wodurch sonst schließlich Vergiftungserscheinungen ausgelöst werden könnten.

Trotzdem ist eine Selbstmedikation nur unter Anwendung verbürgter Rezepte und nach Rücksprache mit dem behandelnden Arzt zu empfehlen. Standardisierte Medikamente aus der Apotheke verringern das Risiko einer falschen Dosierung.

Alant *(Inula helenium)*

(Alantwurz, Brustalant, Galantwurzel, Helenenkraut, Darmwurz, Edelwurz, Großer Heinrich, Schlangenwurz)

Obwohl diese Pflanze optisch nicht besonders attraktiv wirkt, findet sie sich doch in manchem Hausgarten. Sie liebt lockere, feuchte Böden und wird zwischen fünfzig und einhundertdreißig Zentimeter hoch. Die haarigen Blätter sind herzförmig, die Blüten sind gelbe Blütenköpfe. Die heilende Wirkung sitzt in der Wurzel.

Diese ist lang und faserig, manchmal auch knollig verdickt, außen braun und innen weiß gefärbt. Ihr Geschmack ist bitter, verliert sich aber beim Trocknen. Die getrocknete Wurzel hat einen veilchenähnlichen Geruch.

Die Anwendungsmöglichkeiten und die Wirkungsweise der Alantwurzel, die schon im alten China bekannt war und häufig genutzt wurde, sind überaus vielfältig. Eine leichte Abkochung der getrockneten Wurzel wird für Waschungen bei Hauterkrankungen und Hautunreinheiten empfohlen, Umschläge beseitigen das Hautjucken bei Ausschlägen. Weiterhin regt der Alanttee den Stoffwechsel an, hilft gegen Magenschwäche, Darmverschleimung, Darmentzündung, Durchfall, Gelbsucht und Verschleimung der Atmungsorgane. Da der Alant auch als blutreinigend und blutverbessernd bekannt ist, wird er in der Volksheilkunde bei sogenannter Blutarmut angewendet:

Hausmittel

Nehmen Sie einen halben Teelöffel der feingeschnittenen Wurzel für eine Tasse Tee im Aufguß. Trinken Sie davon täglich zwei bis drei Tassen ungesüßt und schluckweise.

Zur allgemeinen Stärkung können Sie dem Tee Honig beimengen.

Neben der Zubereitung als Tee wird auch das Kauen der frischen, gut gereinigten Alantwurzel vor den Hauptmahlzeiten zur Appetitanregung empfohlen.

Einen ausgezeichneten Kräutertee gegen Keuchhusten und Bronchialkatarrh ergibt folgende bewährte Teemischung:

Hausmittel

Mischen Sie Alantwurzel, Thymian, Brennesselblätter und Lungenkraut zu gleichen Teilen. Nehmen Sie davon zwei Teelöffel für einen Viertelliter Wasser, lassen Sie das Ganze kurz aufkochen und fünf Minuten lang ziehen. Süßen Sie leicht mit Honig.

Eine ganz besonders wirksame Medizin stellt der Alantwein dar. Sie können ihn zubereiten, indem Sie vierzig Gramm frische Wurzeln reinigen, in Scheiben schneiden, mit fünfzig Gramm hochprozentigem Weingeist übergießen und das Gemisch vierundzwanzig Stunden lang zugedeckt stehen lassen. Am nächsten Tag setzen Sie diese Mischung mit einem Liter Weißwein möglichst an der Sonne oder in einem warmen Raum an, dann lassen Sie sie drei bis vier Tage stehen und filtern sie schließlich durch ein Tuch. Dieses Getränk – eßlöffelweise vor den Mahlzeiten genommen – behebt Magenschwäche und allgemeine Schwächezustände nach Operationen oder längerer Krankheit.

Was für alle Heilpflanzen gilt, ist hier besonders wichtig: Vermeiden Sie eine Überdosierung! Wird sie im Übermaß genossen, kann die Alantpflanze Erbrechen verursachen.

Alpenampfer *(Rumex alpinus)*

(Blacke, Bletschen)

An feuchten Stellen in mittelhohen Gebirgslagen blüht im Juli und August der Alpenampfer. Er ist mit dem Sauerampfer verwandt (siehe dort) und gehört zu den etwa zweihundert Arten der Ampfer, einer Gattung der Knöterichgewächse.

Für medizinische Zwecke werden aber vom Alpenampfer weder die kleinen gelb-rötlichen Blüten noch die großen sattgrünen Blätter verwendet, sondern ausschließlich die Wurzelstöcke, aus denen die bis zu zwei Meter hoch werdenden Pflanzen sprießen.

Am besten gräbt man den Wurzelstock im März und April oder in den Herbstmonaten September und Oktober aus. Er enthält Gerbstoffe und geringe Mengen ätherischer Öle, die ihn zu einem gut verträglichen Abführmittel machen, das kaum Nebenwirkungen hat.

Aus diesem Wurzelstock läßt sich ein leicht dosierbares, gut haltbares Abführpulver herstellen:

Hausmittel

Die Wurzelstockteile müssen sehr gut getrocknet sein. Machen Sie erst dann ein Pulver daraus, indem Sie sie zermahlen, zerreiben oder in einem Mörser zerstoßen. Zur Förderung des Stuhlganges können Sie entweder dieses Pulver messerspitzenweise ein- bis zweimal täglich einnehmen oder, um eine stärkere Wirkung zu erzielen, einen Teelöffel Pulver in eine Tasse Kräutertee rühren und abends schlückchenweise trinken.

Alpenveilchen *(Cyclamen europaeum)* **VERGIFTUNG MÖGLICH!**

(Erdnuß, Erdscheibenwurzel, Saubrod, Schweinsbrot)

Unter diesen vielen – teilweise gar nicht schmeichelhaft klingenden – Namen kennen wir das wildwachsende Alpenveilchen, das von Juli bis August in den Wäldern und Gebüschen der Voralpen blüht. Gesammelt werden für medizinische Zwecke nur die Wurzelknollen, vorzugsweise im Frühjahr oder Frühherbst.

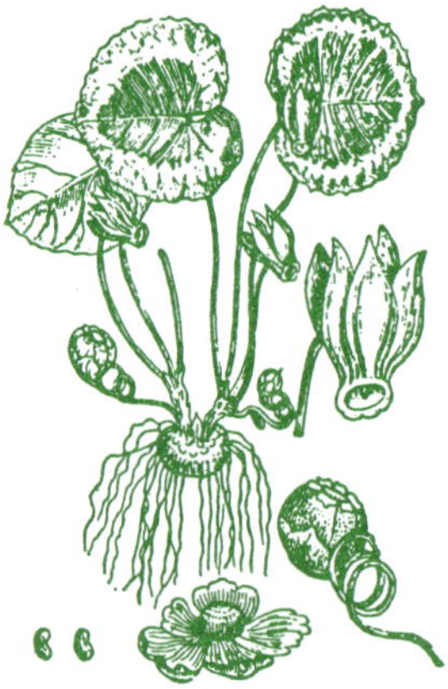

Schon im Altertum kannte man die Heilwirkung des anmutigen (geschützten!) Alpenveilchens: als Zaubermittel gegen Schlangenbiß. Heutzutage verwendet man eine Abkochung der Alpenveilchenknollen als Heiltee bei Wassersucht, Verschleimung, Schnupfen und Blähungen.

Hausmittel

Nehmen Sie einen halben Teelöffel der getrockneten Knollen, und kochen Sie sie mit einer Tasse Wasser auf. Lassen Sie den Sud fünf Minuten ziehen, und trinken Sie ihn lauwarm in kleinen Schlucken. Noch besser ist es, den Tee in einer Thermosflasche warm zu halten und die schluckweise Einnahme über den Tag zu verteilen.

Kräuterexperten stellen aus Alpenveilchenknollen auch ein Pulver her, das bei Geschwüren und eiternden Wunden hilft. Der Ansatz von Knollen in Alkohol ergibt eine Tinktur, die, tropfenweise eingenommen, das unangenehme Ohrensausen lindert.

Auch in der Homöopathie finden Medikamente aus den Knollen der Alpenveilchen Anwendung, und zwar bei chronischem Kopfschmerz und einseitiger Migräne, bei Hinterkopfschmerzen, Föhnbeschwerden und Rheuma. Äußerlich angewendet verschafft Alpenveilchenessenz Linderung bei langwierigen Hautausschlägen.

Andorn *(Marrubium vulgare)*

(Weißer Andorn, Dorant, Berghopfen, Mutterkraut, Antonitee, Helfkraut, Mariennessel, Gotteshilf, Schwindsuchtkräutel)

Botanisch gesehen ist dieses unscheinbare, auf Schutthalden und im Ödland stehende Unkraut ein Lippenblütler. Die Stengel werden bis zu fünzig Zentimeter hoch, sind kantig und tragen die kreuzweise gegenständig angeordneten, leicht behaarten Blätter. In den Winkeln zwischen Blatt und Stengel sitzen viele unansehnliche weiße, kugelige Blüten. Da als verwertbares Sammelgut vor allem das blühende Kraut gilt, ist Juni bis September die günstigste Sammelzeit.

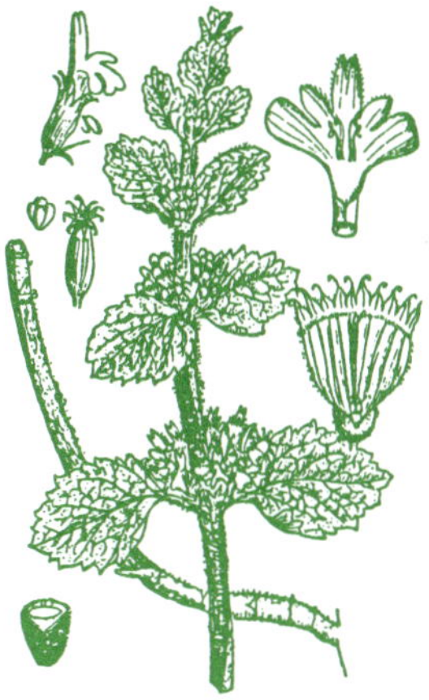

Andorn wird in erster Linie als Tee genossen. Er wirkt appetitanregend, fördert die Tätigkeit des Magen-Darm-Kanals und die

Gallenabsonderung und löst überdies Bronchialkatarrh. Da der Andorn die Blutbildung fördernde Substanzen enthält, wird er in der Volksmedizin auch bei sogenannter Blutarmut und bei Leberbeschwerden verordnet. Äußerlich wird der Absud als Badezusatz bei schlecht heilenden Wunden oder hartnäckigen Ausschlägen empfohlen. Um letztere zu behandeln, können Sie auch Auflagen aus zerquetschten frischen Blättern machen.

Hausmittel

Für den Teeaufguß überbrühen Sie einen Teelöffel zerkleinertes Kraut mit einer Tasse heißem Wasser. Mit Honig oder Kandiszucker läßt sich der Geschmack verbessern. Zwei bis drei Tassen, langsam getrunken, sind empfohlene Tagesmengen.

Für Bäder und Waschungen sollten Sie folgende Zubereitung wählen:

Hausmittel

Zwei Hände voll zerkleinertes Kraut in einem Liter Wasser kalt aufstellen, zum Kochen bringen, zehn Minuten ziehen lassen, abseihen. Bäder, Waschungen und Umschläge bitte mehrmals täglich vornehmen.

Andorn eignet sich aber auch vorzüglich als Grundbestandteil mehrerer Mischungen. Gegen Prostataentzündung soll beispielsweise dieses Rezept helfen:

Hausmittel

Mischen Sie je einen Teil Andorn, Lungenkraut und je zwei Teile Bohnenschalen, Enzianwurzel, Faulbaum und Zinnkraut. Sie überbrühen einen Eßlöffel dieser Mischung mit kochendem Wasser, lassen das Ganze drei bis fünf Minuten ziehen und seihen es ab. Davon soll jeden Morgen eine Tasse lauwarm getrunken werden.

Die frische Pflanze läßt sich auch zu Andornsaft verarbeiten, von dem etwa zwei Teelöffel täglich bei den gleichen Beschwerden angezeigt sind, die auch auf den Tee günstig ansprechen. Verwendet man jedoch lieber Andornpulver, das aus dem getrockneten, zerstoßenen Kraut hergestellt wird, so genügt die Einnahme von einer Messerspitze dieses Pulvers dreimal täglich.

Angelika *(Angelica archangelica)*

(Engelwurz, Heiligenbitter, Brustwurz, Dreieinigkeitswurz, Gartenangelik, Zahnwurzel)

Als Doldengewächs hat die Angelika eine gewisse Ähnlichkeit mit Kümmel und Anis. Der Stengel ist eine runde, gerillte, hohle, durch einen Wachsüberzug bläulich gereifte Röhre, die bis zu zwei Meter hoch wird. Nach oben verzweigt sich der Stengel. Die unteren Blätter sind groß und mehrfach gefiedert, die oberen Blätter kleiner und einfacher strukturiert. Die Blüten auf den Doldenstrahlen sind grünlichweiß und duften honigartig. Der Wurzelstock ist rötlichbraun, hat einen angenehmen würzigen Geruch und schmeckt süß mit einem scharfbitteren Nachgeschmack.

Die Angelika stammt aus Nordeuropa, gedeiht aber auch ausgezeichnet in unseren heimischen Gärten. Wildwachsend findet man sie allerdings selten, am ehesten in feuchten Wiesen oder an Flußläufen.

Für die Naturmedizin sind alle Pflanzenteile verwendbar, wobei dem Wurzelstock die stärkste Wirkung zukommt. Um die darin enthaltenen Wirkstoffe optimal zu nutzen, sollte man möglichst zweijährige Wurzelstöcke im Spätherbst ernten und sie an einem luftigen Ort ohne Einfluß künstlicher Wärme trocknen. Aus der getrockneten Wurzel kann man Tee oder Pulver herstellen, wobei beides gegen Erkrankungen der Verdauungsorgane und zur Förderung der Nierentätigkeit verabreicht wird.

Hausmittel

Zur Teebereitung nehmen Sie einen Teelöffel kleingeschnittene Wurzel, die Sie mit einer Tasse Wasser ansetzen und kurz aufkochen. Sehr wirkungsvoll ist auch der kalte Ansatz, den Sie am Abend vorbereiten, um ihn am Morgen abzuseihen, leicht anzuwärmen und schluckweise zu trinken.

Auch als Kräuterbad bei rheumatischen Beschwerden hat sich ein Absud der Wurzel bewährt.

Die Angelikasamen – ein Teelöffel für eine Tasse im Aufguß – sind ein schweiß- und harntreibendes Mittel.

Die Volksheilkunde kennt noch weitere Anwendungsgebiete:

- Der frische Saft aus Blättern und Wurzeln, mehrmals auf Geschwüre und Abszesse geträufelt, heilt diese.
- Bei Durchfällen sollte man ausgiebig die gesäuberte Wurzel kauen.
- Angelikawurzeltee hilft bei Alkohol- und Nikotinvergiftung.
- Bei Brust- oder Rippenfellentzündung wird Angelikawurzeltee sowohl getrunken als auch als Einreibung angewandt.
- Angelikatinktur wirkt als Einreibung gegen rheumatische Schmerzen.

Und hier noch ein besonders bekömmliches und vielseitig anwendbares Rezept für Angelikawein:

Hausmittel

Setzen Sie sechzig Gramm Angelikawurzel mit einem Liter Weißwein ein bis zwei Tage an. Danach geben Sie zwei Gramm Anis dazu und lassen das Ganze noch einmal zwei Tage ziehen, bevor Sie es abseihen. Füllen Sie die Flüssigkeit in eine Flasche, die Sie an einem kühlen, dunklen Ort aufbewahren. Sie haben damit ein Hausmittel gegen vielerlei Magen- und Verdauungsbeschwerden, das Sie im Bedarfsfall ein- bis zweimal täglich eßlöffelweise verabreichen können.

Anis *(Pimpinella anisum)*

(Bibernelle, Pimpinelle, Brotsamen, Jenes, Römischer Fenchel)

Die Heimat dieser Pflanze ist das Mittelmeergebiet. Bei uns kommt sie selten freiwachsend vor, wird aber häufig in Bauerngärten angebaut. Verwendbar sind die reifen Früchte (beziehungsweise der Samen), die man von Juli bis September ernten kann. Sie wirken appetitanregend und, ähnlich wie der Fenchel, krampf- und schleimlösend sowie lindernd bei Koliken und Blähungen. Außerdem empfiehlt die volkstümliche Medizin immer wieder und in vielen Fällen mit Erfolg Aniswasser zur Milchförderung bei stillenden Müttern. Der Hauptwirkstoff des Anis ist ein farbloses ätherisches Öl, das Oleum anisi, das auch in der Schulmedizin verschiedenen Medikamenten zur Wirkungsverstärkung und Geschmacksverbesserung beigegeben wird.

Eine Anistinktur können Sie selbst in Ihrer Küche leicht herstellen:

> *Hausmittel*
> Nehmen Sie sechzig Gramm Anis (oder dreißig Gramm Anis und dreißig Gramm Fenchel), setzen Sie diese Substanz mit einem halben Liter Branntwein (verdünntem Weingeist) und etwas ungespritzter Zitronenschale an, und lassen Sie diesen Ansatz zwanzig Tage an einer sonnigen Stelle stehen. Dann können Sie die Flüssigkeit abseihen und – falls vom Arzt nicht anders verordnet – teelöffelweise einnehmen.

Und so bereiten Sie Anistee:

> *Hausmittel*
> Wenn Sie lieber einen Aufguß herstellen wollen, gießen Sie einen Teelöffel zerdrückten Anissamen mit einem Viertelliter siedendem Wasser auf und lassen den Aufguß zehn Minuten ziehen. Damit haben Sie genau eine Tagesmenge zubereitet.

Anis wird wegen seiner guten Verträglichkeit und seines milden Geschmacks besonders zur Behandlung von Beschwerden bei Kindern gern verwendet. Einige Schlucke des warmen Anistees können schon dem Säugling gegen Schluckauf verabreicht werden.

Apfelbaum *(Pyrus malus)*

Der Apfelbaum ist so verbreitet und bekannt, daß sich seine Beschreibung erübrigt. Schon im Altertum erkannte man, daß die schmackhaften Früchte auch beachtliche Heilkraft besitzen. In den reifen, ungeschälten Früchten sind die Vitamine A, B und C reichlich vorhanden. Daneben enthalten die Früchte je nach Sorte wechselnde Mengen von Lävulose, Dextrose und Rohzucker, ferner Apfel-, Zitronen- und Bernsteinsäure, Milch- und Oxalsäure, Pektine, Wachs, eine Reihe von Spurenelementen und Gerbsäure.

Der Apfel ist nicht nur roh, sondern auch gekocht oder konserviert sowohl eine schmackhafte Speise als auch ein unvergleichliches Hausmittel. So kann man chronische Stuhlverstopfung kaum auf bessere und natürlichere Weise regulieren, als morgens auf nüchternen Magen einen rohen oder leicht angebratenen (aber ungezuckerten) Apfel gut gekaut zu essen. Beachten Sie dabei, daß Äpfel nie kalt oder rasch gegessen werden dürfen. Lassen Sie sie deshalb vor dem Genuß einige Zeit an einer warmen Stelle liegen.

Sie sollten Äpfel stets mit der Schale essen, allerdings nicht ohne diese vorher gut mit warmem Wasser zu waschen, um die Rückstände möglicher Spritzmittel zu entfernen.

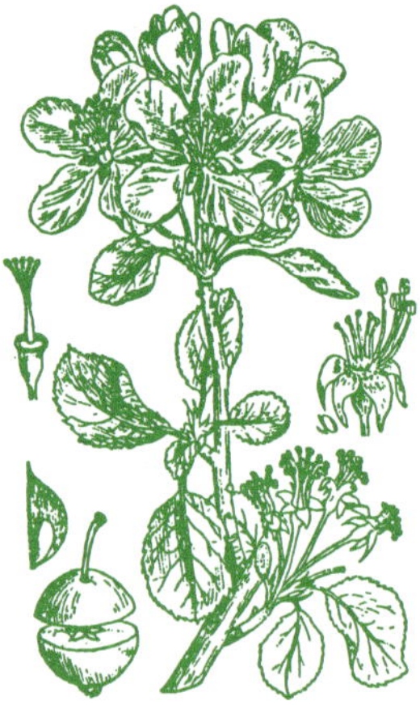

So widersprüchlich es auch klingen mag, der Apfel ist nicht nur ein vorzügliches Mittel gegen Stuhlträgheit, sondern – geschabt oder gerieben – auch gegen Durchfall, Darmkatarrh und andere infektiöse Darmerkrankungen. Selbst bei Kleinkindern hat sich eine solche Apfeldiät bestens bewährt. Es ist allerdings streng darauf zu achten, daß Zucker völlig und Flüssigkeiten weitgehend gemieden werden. Nur so wirkt der Apfel dämpfend auf die Magen- und Darmbewegung. Für den heilsamen Effekt sind die Pektine im Fruchtfleisch des Apfels verantwortlich: Sie wirken im Darm wie ein Schwamm, indem sie Wasser und die giftigen Darmprodukte aufsaugen und durch raschen Abgang beseitigen. Der Gerbsäuregehalt hemmt das Wachstum der Bakterien und fördert damit das Abheilen der Darmerkrankung.

Sie sollten aber nicht warten, bis sich eine Unpäßlichkeit ankündigt, sondern auch im Vollgefühl bester Gesundheit einmal monatlich einen sogenannten »Darmentgiftungstag« durchführen:

- Trinken Sie zum Frühstück ein Glas reinen, alkoholfreien Apfelsaft, den Sie mit dem Saft einer halben Zitrone mischen. Vormittags essen Sie einen oder zwei rohe Äpfel, natürlich mit der Schale. Zu Mittag nehmen Sie eine Tasse Apfelschalentee zu sich, den Sie mit Honig süßen können. Etwa zwei Stunden später dürfen Sie bis zu vier Äpfeln mit der Schale essen. Dazwischen können Sie je nach Bedarf Apfelsaft trinken. Als Abendessen sollten Sie sich dann einen Teller warmes Apfelmus zubereiten, dem Sie zwei bis drei Teelöffel Honig beimengen können.

> *Hausmittel*
>
> Köstlichen Apfelschalentee erhalten Sie, wenn Sie ein bis zwei Teelöffel getrocknete und zerkleinerte Apfelschalen mit einem Viertelliter siedendem Wasser aufgießen. Dieser Tee wird in einer Tagesmenge von zwei bis drei Tassen bei rheumatischen Beschwerden, aber auch zur Beruhigung der Nerven empfohlen.

Falls Sie ein starker Raucher sind, sich aber diese gesundheitsschädliche Untugend abgewöhnen wollen, ist ebenfalls eine Apfelkur zur Nikotinentwöhnung angezeigt:

- Unterwerfen Sie sich zwei oder drei Tage lang einer reinen Apfeldiät, in deren Verlauf Sie etwa fünzehn bis zwanzig Äpfel täglich essen. Wenn Sie sonst keinerlei Speisen und Getränke konsumieren, löst diese Kur eine krasse Abneigung gegen das Rauchen aus.

Arnika *(Arnica montana)* **VORSICHT! VERGIFTUNG MÖGLICH!**

(Bergwurz, Donnerblume, Engelkraut, Fallkraut, Fallwurzel, Johannisblume, Kraftrose, Magdalenenkraut, Marienkraut, Stichkraut, Wohlverleih, Wolferlei, Wundkraut)

Diese angenehm duftende dunkelgelbe (teilweise geschützte!) Pflanze wächst auf hochgelegenen feuchten Wiesen und auf Almweiden. Sie blüht im Juni und Juli und gilt schon seit undenklichen Zeiten als Heilkraut. Im Frühjahr und Herbst kann man auch den dunkelbraunen, ausdauernden Wurzelstock sammeln, der – ebenso wie die von den grünen Teilen befreiten Blüten – möglichst rasch getrocknet und lichtgeschützt aufbewahrt werden sollte.

Die wirksamsten in der Arnika enthaltenen Stoffe sind das Arnizin, ein Bitterstoff, ätherisches Öl, Gerbsäure, Harze und ein flüchtiges Alkaloid. Am meisten Arnizin und Gerbstoffe finden sich in den Wurzeln. Die Blüten enthalten Fettsäuren, Paraffin, Inulin,

Gallussäure und Ameisensäure. Diese Heilstoffe sind auch in den Blättern gespeichert, allerdings in geringerer Konzentration.

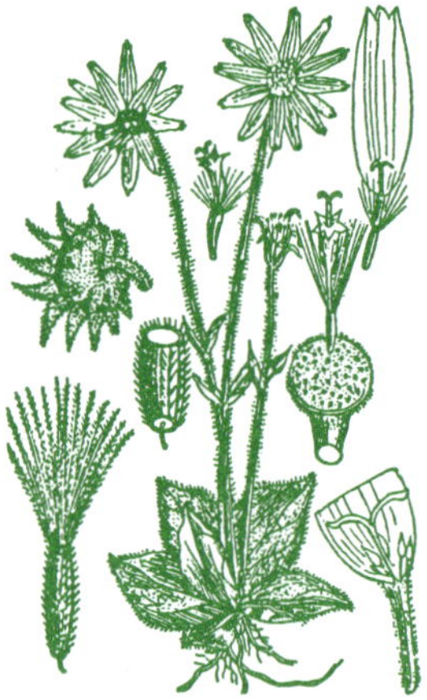

Während die innere Anwendung von Arnika als Tee, Tinktur oder in pulverisierter Form wegen der starken und teilweise nicht ungiftigen Wirkstoffe nur unter ärztlicher Aufsicht vorgenommen werden sollte, hat sich die äußerliche Anwendung als Rheumaeinreibung und bei allen Verletzungen, die durch Stich, Schlag oder Stoß entstanden sind, bestens bewährt. Umschläge mit verdünnter Tinktur wirken übrigens sehr günstig bei Abszessen, Furunkeln, Fingernageleiterungen, infizierten Wunden und Zellgewebsentzündungen. Um bei längerer Anwendung im Falle von Schwellungen, Muskelzerrungen und Verstauchungen Hautschädigungen durch zu starke Umschläge zu vermeiden, sollten Sie die betroffenen Hautpartien mehrmals täglich mit Öl leicht einreiben.

Falls Sie Arnikablüten gesammelt oder in der Apotheke gekauft haben, können Sie selbst eine Tinktur für Umschläge und für die Desinfizierung von Wunden herstellen:

Hausmittel

Übergießen Sie eine Handvoll Arnikablüten mit einem Viertelliter Kornschnaps, und lassen Sie diesen Ansatz etwa vierzehn Tage in einer verkorkten Flasche an einem sonnigen Platz stehen. Dann seihen Sie die Flüssigkeit ab und pressen den Rückstand aus. Sie verfügen über eine kräftige Tinktur, die sich in einer lichtgeschützten, gut verkorkten Flasche längere Zeit aufbewahren läßt, ohne ihre Wirkung zu verlieren.

Aronstab *(Arum maculatum)* **GIFTIG!**

(Aronkraut, Eselsohr, Trommelschlägel, Zehrwurz)

Die hübsche Blüte des Aronstabes ist eine botanische Besonderheit, da sie durch ihre Form eine Falle für Insekten bildet, die zwar in die Tiefe der Blüte eindringen können, aber den Weg ins Freie erst dann wiederfinden, wenn die eigentümlichen Borsten und Spitzen des Kranzes, der die Frucht- und Staubblüten trennt, verwelken. In den wenigen Tagen, in denen die Insekten in der Blüte eingeschlossen sind, führen sie durch ihre panischen Strampelbewegungen eine kräftige Bestäubung durch.

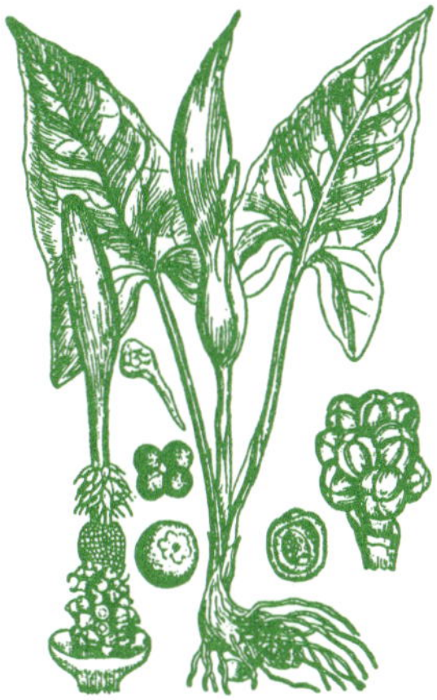

Auch die Blätter des Aronstabes zeigen eine interessante und ungewöhnliche Erscheinung: Sie enthalten spitze, nadelförmige Kristalle, die vor Schneckenfraß schützen.

Die gebietsweise unter Naturschutz stehende Pflanze kommt vor allem in schattigen Laubwäldern und Gebüschen des Alpenvorlandes ziemlich häufig vor. Da sie im Mai und Juni blüht, ist es günstig, den verwendbaren Wurzelstock vorher, also im März und April, auszugraben. Da die ganze Pflanze giftig ist, sollte sie möglichst nicht in frischem Zustand verwendet und nicht in Reichweite von Kindern aufbewahrt werden.

In älteren Kräuterbüchern empfohlene Heilmittel sind das aus dem Wurzelstock gewonnene Pulver und die aus getrockneten

Blättern und dem Wurzelstock hergestellte Tinktur. Sie sollen gegen chronische Bronchitis, Schleimhautschäden und Magenschleimhautentzündungen helfen. Da aber wiederholt Vergiftungen aufgetreten sind, ist von der Selbstmedikation ohne ärztliche Aufsicht dringend abzuraten.

Augentrost *(Euphrasia officinalis)*

(Hirnkraut, Milchdieb, Wiesenröserl)

Die einjährige Pflanze wird etwa zehn bis fünzehn Zentimeter hoch und blüht von Juli bis September auf Wiesen, grasigen Hängen und am Wegrain. Die weißen oder blaßvioletten Rachenblüten haben auf der dreilappigen Unterlippe kleine gelbe Flecken. Die augenähnliche Blüte hat die Volksheilkunde veranlaßt, sie zu einem Augenheilkraut zu erklären – womit sie tatsächlich recht behielt. Denn die Pflanze, von der das blühende Kraut von Juli bis September gesammelt werden sollte, kann bei manchen Augenleiden Linderung verschaffen, beispielsweise bei Bindehautentzündung, Überanstrengung der Augen, Lidrandentzündung, Hornhautentzündung und auch bei Heufieber und Heuschnupfen.

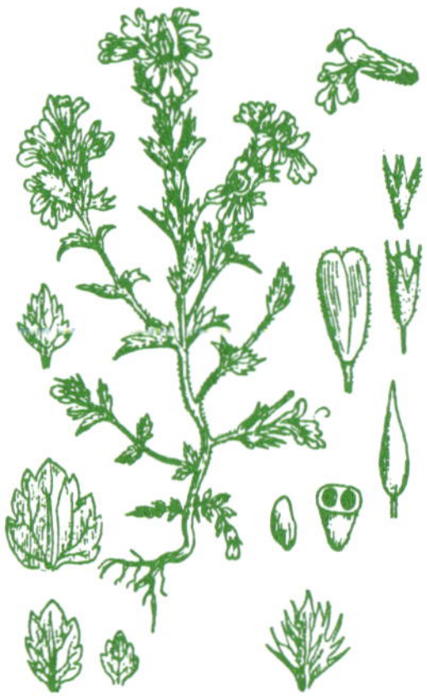

Augentrost kann äußerlich als Umschlag und innerlich als Tee angewendet werden, in beiden Fällen nimmt man jedoch nur einen schwachen Aufguß. Jede Überdosierung kann zu einer Verschlimmerung des Leidens führen, das man bekämpfen will!

> *Hausmittel*
>
> Einen halben Teelöffel getrocknete Kräuter aufgießen, nur ein bis zwei Minuten ziehen lassen! Als Augenbad sollte man sogar diesen schwachen Aufguß mit abgekochtem Wasser 1:1 verdünnen. Der Tee für Umschlag oder Augenbad darf kein zweites Mal verwendet werden. Sie sollten ihn jedesmal frisch zubereiten!

Wenig bekannt ist, daß der Augentrost auch bei Erkältungskrankheiten und bei Verdauungsbeschwerden erfolgreich eingesetzt werden kann. Der oben beschriebene Teeaufguß wirkt magenstärkend, kann Krämpfe stillen und mitunter nervöse Kopfschmerzen beseitigen. Auch nach übertriebenem Genuß von Alkohol und Nikotin kommt dem Augentrosttee eine lindernde, besänftigende Wirkung zu.

Bärlapp *(Lycopodium clavatum)* **GIFTIG!**

(Denkkraut, Drudenfuß, Gichtmoos, Gürtelkraut, Harnkraut, Hexenkraut, Katzenleiter, Moosfarn, Schlangenmoos, Zigeunerkraut)

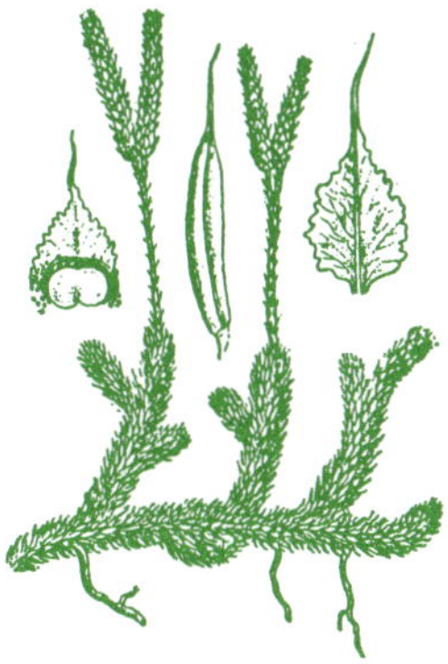

Der Bärlapp ist eine ausdauernde, genügsame (teilweise geschützte!) Pflanze, die vorzugsweise in Nadelwäldern oder auch auf trockenen Heideflächen wächst. Die auf dem Boden dahinkriechenden Stengel werden ein bis zwei Meter lang und tragen aufsteigende, gegabelte Ästchen. An der dem Boden zugekehrten Seite bilden sie zahlreiche feine Wurzeln aus. Der Bärlapp ist blütenlos und pflanzt sich durch Sporen fort. Dieses gelbe, staubartige Sporenmehl reift im August und September. In mittelalterlichen Kräuterbüchern wird es als Wundpuder empfohlen.

In der Volksheilkunde wird vielfach auch das vollständige getrocknete Kraut für einen Heiltee verwendet:

> *Hausmittel*
> Überbrühen Sie einen Teelöffel zerkleinertes Kraut mit einer Tasse kochendem Wasser. Nicht ziehen lassen! Und bitte nicht stärker dosieren!

Dieser Tee bewährt sich bei Erkrankungen der Harnwege und Geschlechtsorgane, bei Nierengrießbildung und bei Nierenkolik. Äußerlich verwendet man ihn zur Behandlung chronischer Beschwerden.

Bärlauch *(Allium ursinum)*

(Bärenlauch, Latschenknofel, Ränsel, Waldknoblauch, Zigeunerknoblauch)

Der Bärlauch ist ein stark nach Knoblauch riechendes Zwiebelgewächs. Man findet diese Pflanze in feuchten Laubwäldern und an bewaldeten Ufern. Die langstieligen Blätter sprießen direkt aus dem Boden. In ihrer Mitte wächst ein blattloser Stengel, auf dem sich eine Scheindolde mit kleinen weißen, sechsblättrigen Blüten bildet. Der Bärlauch ist keine seltene Pflanze, Sie entdecken ihn daher in der empfohlenen Sammelzeit von April bis Juni sehr leicht. Sammeln Sie nur die Blätter, die erfreulich wohlschmeckend sind und sich als Blattgemüse oder Salat nach küchenüblicher Art zubereiten lassen.

> *Hausmittel*
> Mit Bärlauchgemüse können Sie eine Entschlackungskur durchführen, indem Sie eine Woche lang Ihre Abendmahlzeit durch ein Bärlauchgericht ersetzen. Die leicht abführende Wirkung bewährt sich auch bei Leibschmerzen und Verstopfung.

angenehme Nebenwirkung dieser Frühjahrskur: Chronische tleiden werden wesentlich gebessert, da der Bärlauch besänftid auf Galle und Leber wirkt. Sogar gegen Arterienverkalkung d Magen-Darm-Katarrh können Sie die frische Pflanze einseten. Ebenfalls günstig beeinflußt wird ein zu hoher Blutdruck, der durch die Bärlauchkur ohne jede unangenehme Nebenwirkung gesenkt wird.

○ Neben der genannten Zubereitung als Gemüse und Salat können Sie die frischen Blätter auch als Suppengrün verwenden oder sie zu einem schmackhaften Brotaufstrich verarbeiten.

Baldrian *(Valeriana officinalis)*

VORSICHT! VERGIFTUNG MÖGLICH!

(Augenwurz, Bertram, Dreifuß, Hexenkraut, Katzenkraut, Katzenwurz, Marienwurzel, Mondwurz, Viehkraut, Wendwurzel)

Diese in ganz Europa verbreitete Pflanze ist wildwachsend auf Wiesen, in Gebüschen und in Hecken anzutreffen. Sie kann auch gärtnerisch kultiviert werden. Der Stengel wird oft höher als einen Meter, ist röhrig und leicht gefurcht. Die gefiederten Blätter wach-

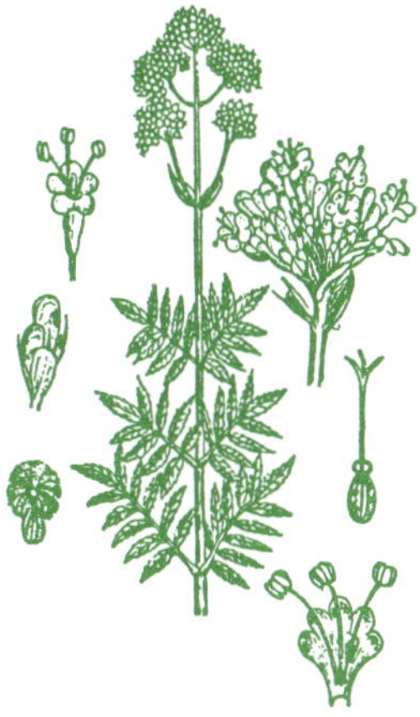

sen gegenständig aus dem Stengel, an dessen Ende die Blüte des Baldrians in Form einer weißen bis rosaroten Trugdolde sitzt.

Als Heilmittel verwendet wird nur der Wurzelstock, der sehr ausdauernd ist und nach allen Seiten lange gelbbraune Ausläufer ausbildet. Man gräbt ihn am besten nach der Blütezeit, also im September und Oktober aus. Beim Trocknen der Wurzel muß man darauf achten, daß Katzen ferngehalten werden, denn der Geruch des trocknenden Baldrians lockt sie an und versetzt sie in eine Art Verzückung.

Baldrian ist ein vielfach beliebtes und angewandtes Hausmittel gegen nervöse Störungen, Erschöpfungszustände, geistige Überarbeitung und Schlaflosigkeit. Besonders empfohlen wird Baldrian bei krankhaften Erregungszuständen, Migräne, nervösem Erbrechen und bei Störungen in den Wechseljahren. Für nervöse, unruhige Kinder mit Neigung zu Verdauungsstörungen und Darmkoliken kann eine Baldriankur ebenfalls von Nutzen sein. Baldrian ist überdies ein ausgezeichnetes Naturheilmittel gegen eine aus neurotischen Zuständen resultierende Furchtsamkeit und Ängstlichkeit.

Besonders zu empfehlen ist eine Teemischung aus Baldrian und anderen krampflösenden und beruhigenden Heilpflanzen:

Hausmittel

Baldrianwurzel, Lavendelblüten, Kamille und Fenchel werden zu gleichen Teilen gemischt. Von dieser Mischung verwenden Sie zwei Teelöffel für eine Tasse im Aufguß. Trinken Sie täglich zwei bis drei Tassen, jedoch immer schluckweise.

Noch bessere Heilerfolge lassen sich nach Ansicht verschiedener Kräuterexperten mit einer Kaltzubereitung erzielen:

Hausmittel

Ein bis zwei Teelöffel feingeschnittene, getrocknete Baldrianwurzel werden am Morgen mit einer Tasse kaltem Wasser angesetzt, mindestens acht Stunden ziehen gelassen und dann abgeseiht. Vor dem Schlafengehen erwärmen Sie diesen Tee bis auf Trinktemperatur und nehmen ihn schluckweise zu sich.

Achtung: Trotz der vielfältigen, segensreichen Wirkung sollte eine Baldriankur nicht länger als zwei bis drei Wochen dauern. Bei zu langem Gebrauch und zu großen Dosen besteht die Gefahr einer »Baldriansucht«, deren Folge Kopfschmerzen, Lähmungserscheinungen und Herzbeschwerden sein können.

Basilikum *(Ocimum basilicum)*

(Basilienkraut, Basilkraut, Königskraut, Krampfkräutel, Nelkenbasilie, Suppenbasil)

Die ursprüngliche Heimat dieser Pflanze ist Indien. Von dort kam sie über Ägypten ins alte Rom, wo sie ein überaus geschätztes Heil-, Gewürz- und Zierkraut war. Mönche brachten es im Mittelalter in unsere Gegenden, wo es seither in vielen Gärten einen festen Platz einnimmt. Wildwachsend ist es nördlich der Alpen kaum anzutreffen, da das Basilikum einen nährstoffreichen Boden, windgeschützte Lage und regelmäßiges Gießen braucht.

Gesammelt wird das blühende Kraut, das etwa einen halben Meter hoch wird. Die ovalen Blätter sind langgestielt, die Blüten mehrfarbig, weiß, rosa oder purpur. Ihr Geruch ist angenehm würzig. Mitunter ist es möglich, zwei Ernten – eine im Juli und die zweite Ende September – durchzuführen.

Die frischen wie auch die getrockneten Blätter, Blüten und oberen Stengelteile gelten als wertvolles Hausmittel bei der Behandlung vieler Magen- und Darmerkrankungen. Heilsame Anwendungsmöglichkeiten liefert das Basilikum auch bei Beschwerden der Harnorgane und bei Weißfluß, der nicht infektiös bedingt ist.

Hausmittel

Für den Basilikumtee nehmen Sie einen Teelöffel getrocknetes Kraut für eine Tasse im Aufguß. Sie können täglich zwei bis drei Tassen schluckweise und ungesüßt trinken.

In der Küche stellt das Basilikum ein beliebtes Gewürz dar.

- Wenn Sie die frischen Blätter fein zerkleinern, können Sie sie Suppen, Fleisch- und Fischgerichten befügen. Auch bei der Bereitung saurer Gurken können Sie etwas Basilikum beigeben.

Beinwell *(Symphytum officinale)*

(Beinwurz, Hasenbrot, Honigblum, Kuchenkraut, Schwarzwurz, Wallwurz, Zuckerhaferl)

In Gräben, an Ufern und auf feuchten Wiesen wächst der Beinwell in ganz Mitteleuropa. Der Stengel ist saftig, verzweigt und rauhhaarig und kann bis zu einem Meter hoch werden. Die Blüten haben eine schmalglockige Form und bilden Trauben von gelblich-weißer bis rosa oder violetter Farbe. Die mehrjährige Wurzel reicht sehr tief in den Boden, ist dick und spindelförmig, außen dunkelbraun bis schwärzlich, innen saftig hellgelb.

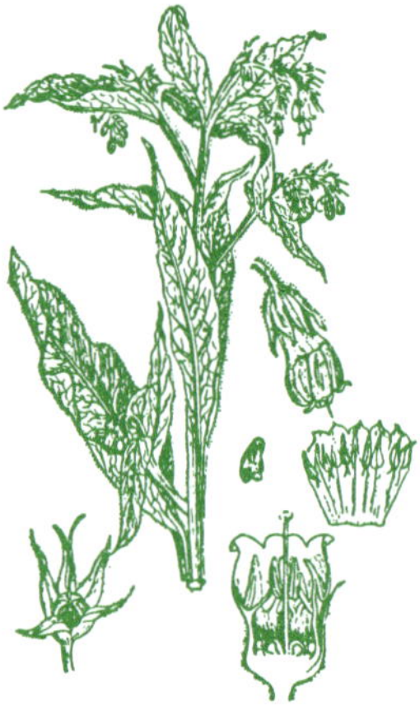

Diese Wurzel ist es, die für Heilzwecke gesammelt und verwendet wird. Sie enthält den seltenen Wirkstoff Allantoin, der für die Zellbildung notwendig ist, wobei der Anteil im Oktober und November am höchsten ist. Die Wurzel muß man mit einer Spitzschaufel ausstechen, da sie für ein Ausziehen viel zu fest und tief sitzt und leicht abbrechen könnte. Da sie sehr saftig ist, verschimmelt sie leicht. Alle verdorbenen Wurzelteile sollten dann sofort aus dem Sammelgut entfernt werden. Den Rest kann man bei mäßiger Hitze (50 Grad Celsius) im Rohr nachtrocknen.

Die Mühe, die man sich macht, lohnt sich. Denn der Beinwell gilt als eines der besten Wundmittel bei äußeren und inneren Verletzungen, bei Schnittwunden, Quetschungen, Blutergüssen und sogar Knochenbrüchen. Vielgerühmt und altbewährt ist die Anwendung warmer Breiumschläge, die ganz einfach herzustellen sind:

Hausmittel

Je nach Größe der zu behandelnden Stellen werden zwei bis vier Eßlöffel der getrockneten und pulverisierten Wurzel in einer Porzellanschüssel unter Zugabe heißen Wassers zu einem Brei verrührt. Der noch warme Brei wird auf einen Leinenlappen gestrichen und aufgelegt. Diese Auflage sollten Sie alle zwei bis vier Stunden erneuern.

Ein Breiumschlag verfehlt seine Wirkung auch nicht bei Geschwüren, Krampfadergeschwüren, Zellgewebsentzündungen, Narbenschmerzen, Knochenentzündungen und Beinhautentzündungen. Statt dessen können Sie auch eine Beinwellsalbe anwenden:

> *Hausmittel*
>
> Die frisch gesammelten und gut gereinigten Wurzeln werden ganz fein geschnitten und in reinem Schweinefett ausgelassen. In noch heißem Zustand seihen Sie das Fett durch ein Leinentüchlein und pressen die Rückstände aus. In einem gut verschließbaren Tontöpfchen hält sich diese Salbe über ein Jahr.

Zum innerlichen Gebrauch, der bei verschiedensten Verdauungsbeschwerden, Grippe und übermäßig starker Monatsblutung angezeigt ist, wird ein Teeaufguß bereitet:

> *Hausmittel*
>
> Sie nehmen zwei Teelöffel der kleingeschnittenen Wurzel für eine Tasse im Aufguß ohne Zucker. Zwei bis vier Tassen werden täglich schluckweise und warm getrunken.

Bei Magengeschwüren wird von der Kräuterheilkunde folgende Teemischung empfohlen:

> *Hausmittel*
>
> 100 Gramm Beinwell, 50 Gramm Ringelblumen und 50 Gramm Vogelknöterich werden vermischt. Davon nehmen Sie einen Teelöffel voll für eine Tasse Tee im Aufguß. Im Bedarfsfall können Sie drei bis vier Tassen täglich ungesüßt schluckweise trinken.

Achtung: Der Beinwell wird zwar unter anderem auch »Schwarzwurz« genannt, ist aber nicht mit der »Spanischen Schwarzwurzel« zu verwechseln, die zwar ein wohlschmeckendes Gemüsegericht ergibt, aber keineswegs die Heilkraft des Beinwell besitzt.

Berberitze *(Berberis vulgaris)*

(Bubenlaub, Kuckucksbrot, Sauerdorn, Spießdorn, Weinscharln)

Die Berberitze ist ein aus Afrika stammender Strauch, der etwa zwei bis drei Meter hoch wird. Manchmal findet man ganze Kolonien in warmen und trockenen Wäldern, an Gebüsch- und Heckenrändern und auf Holzschlägen. Die Berberitze liebt Sonne und steinigen Boden, der stark kalkhaltig ist. Die Blüten hängen in gelben Trauben herab, die Früchte sind rote, walzenförmige Beeren. Nicht nur die Beeren sind als Heilmittel bekannt, sondern auch die Wurzel, die das sogenannte Berberin enthält, das anregend auf das Atemzentrum und die großen Blutgefäßzentren wirkt. Gleichzeitig stabilisiert es den Kreislauf und verlangsamt den Puls. Da das geruchlose Berberin sehr bitter ist, vermehrt es die Gallenabsonderung, wodurch es sich als Leberheilmittel empfiehlt.

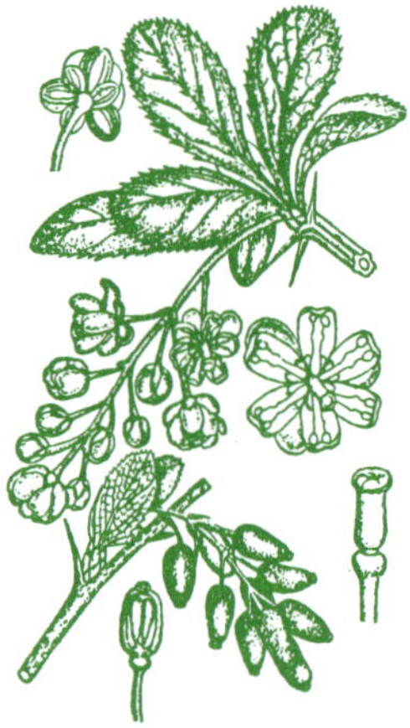

Die Beeren reifen im August oder Anfang September. Sie können an der Luft, in der Sonne und bei schlechtem Wetter auch im Backrohr getrocknet werden. Berberitzenbeeren eignen sich aber auch vorzüglich zur Herstellung schmackhafter Marmeladen, die Sie nach Ihren gewohnten Rezepten zubereiten können. Der frisch gepreßte, eventuell leicht mit Mineralwasser verdünnte Saft der Berberitzenbeeren ist ein hervorragender Durststiller. Kranke profitieren von der fiebersenkenden Wirkung, die man diesem Getränk zuschreibt. Der ohne Wasser mit Zucker eingekochte Berberitzensaft kann löffelweise gegen Schwangerschaftserbrechen eingenommen werden.

Die stärkste Berberinkonzentration findet man in der Wurzelrinde, aus der sich ein Tee brauen läßt, der bei Gallenblasenentzündung, Hämorrhoiden, Urinverhaltung und Harnleiterschmerzen Hilfe bringt:

> *Hausmittel*
>
> Nehmen Sie einen halben oder ganzen Teelöffel getrockneter Wurzelrinde, setzen Sie diese mit einem Viertelliter kaltem Wasser an, und lassen Sie das Ganze kurz aufkochen. Der Tee sollte noch etwa fünf Minuten ziehen und zuckerlos getrunken werden. Die Tagesmenge sind ein bis zwei Tassen.

In der homöopathischen Medizin wird außerdem eine Tinktur aus der Wurzelrinde der Berberitze verwendet. Sie wird vor allem als abführendes und fiebersenkendes Mittel gelobt, aber auch bei Rheumatismus, Gicht, Leberleiden und gegen Gallensteine verordnet.

Betonie *(Betonica officinalis)*

(Teeblatt, Zehrkraut, Ziest)

Die purpurrot blühende Betonie wird mindestens eine halben Meter hoch und steht mit ihrem kantigen, kräftigen Stengel und den

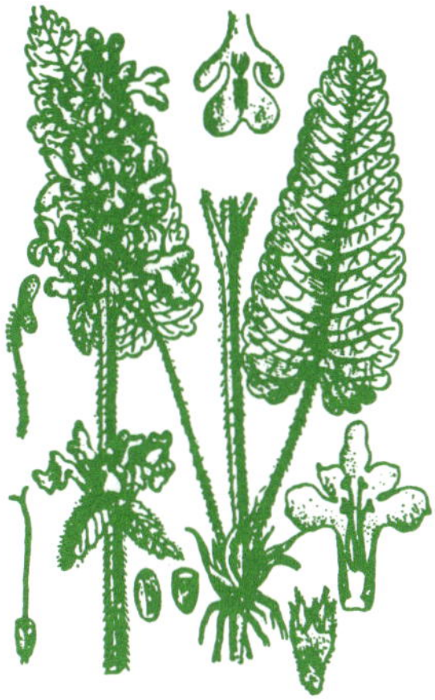

länglichen, leicht gerauhten Blättern auf Heiden und Waldwegen. Man sammelt das blühende Kraut von Juni bis August.

Neben verschiedenen Gerbstoffen, die gegen Durchfall helfen, enthält die Betonie unter anderem das nach dieser Pflanze benannte Betonizin, das eine schleimlösende Wirkung hat. Daraus erklärt sich die erfolgreiche Verwendung des Betonientees gegen Bronchitis und sogar Asthma:

> *Hausmittel*
> Für einen heilwirksamen Aufguß überbrühen Sie zwei Teelöffel des getrockneten Krauts mit siedendem Wasser. Die Tagesmenge von zwei Tassen können Sie in einem Arbeitsgang herstellen, wenn Sie die Flüssigkeit in einer Thermosflasche vor dem Abkühlen bewahren.

Bewährt hat sich aber auch die Abkochung:

> *Hausmittel*
> Kochen Sie zwei Teelöffel des getrockneten Krauts mit einer Tasse Wasser, dem Sie Kandiszucker beigefügt haben, kurz auf. Trinken Sie diese Flüssigkeit schluckweise, über den Tag verteilt. Auch hier sollten Sie darauf achten, daß sie nicht kalt wird.

Bibernelle *(Pimpinella saxifraga, Pimpinella major)*

(Pimpinelle, Bockwurz, Pfefferwurz, Steinbrech)

Sowohl die Große wie die Kleine Bibernelle wachsen gerne an Waldrändern, auf Weiden und Moorwiesen. Die beiden Arten un-

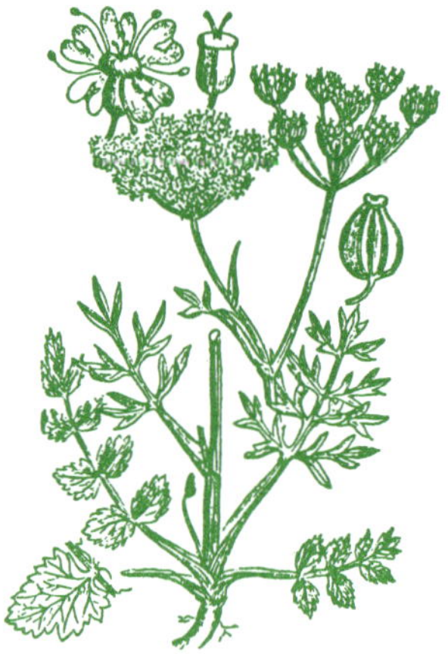

terscheiden sich zwar in der Höhe, nicht aber durch die Wirkstoffe, die vor allem in der Wurzel enthalten sind. Der fein gerillte Stengel ist oben fast blattlos und trägt eine sechs- bis zwölfstrahlige Dolde, die weiße, manchmal auch rötliche Blütchen hervorbringt.

Die getrocknete Wurzel, die vor und nach der Blütezeit geerntet werden soll, wirkt bei Erkältungskrankheiten und Kehlkopfkatarrh, aber auch bei Blähungen und dadurch hervorgerufenen Verdauungsbeschwerden. Die harntreibende Wirkung macht die Pflanze auch zu einem sogenannten Blutreinigungsmittel der Volksmedizin. Es gibt mehrere Zubereitungsarten, die man je nach Geschmack anwenden kann:

Hausmittel

Kaltauszug: Setzen Sie zwei Teelöffel getrocknete Wurzel mit einem Viertelliter Wasser kalt an, lassen Sie das Ganze etwa zehn Stunden stehen, bis Sie die Flüssigkeit abseihen.

Hausmittel

Aufguß: Der Rückstand dieses Kaltauszuges kann außerdem mit siedendem Wasser überbrüht werden. Nach zehnminütigem Ziehen können Sie die Flüssigkeit dem Kaltauszug wieder zusetzen. Sie dürfen nach Wunsch mit Honig süßen und, über den Tag verteilt, bis zu zwei Tassen trinken.

Eine Abkochung eignet sich vor allem als Gurgelwasser:

Hausmittel

Kochen Sie zwei Eßlöffel getrocknete und zerkleinerte Wurzeln in einem Viertelliter Wasser zehn Minuten lang. Sobald diese Flüssigkeit auf Körperwärme abgekühlt ist, können Sie damit gurgeln.

Birke *(Betula)*

(Besenbaum, Maibaum)

Es gibt mehrere Birkenarten – etwa die Weißbirke, die Warzige Birke und die Weichhaarige Birke. In ihrem Heilwert unterscheiden sie sich jedoch nicht. Durch die weiße oder zumindest weißliche Rinde ist dieser dekorative und genügsame, in Laub- und Mischwäldern und Gebüschen wachsende Baum leicht erkennbar.

Die heilkräftigen Blätter werden ab Mai bis in den Juli gesammelt und getrocknet. Sie haben einen hohen Gerbstoffgehalt. Daneben finden sich Bitterstoffe, Saponin, ätherische Öle und Vitamin C. Die Teeaufgüsse der Birkenblätter (niemals kochen!) wirken vor allem harntreibend. Diese Entwässerung hat besondere Bedeutung etwa bei Nierenentzündung, bei Kreislaufstörungen und Leberschäden. Da mit der gesteigerten Wasserausscheidung auch die Harnsäure im Blut und in den Geweben reduziert wird, bringt der Birkenblättertee Gelenkschmerzen als Folge rheumatischer und gichtischer Leiden zum Abklingen. Auch Erkrankungen der Blase und Schwierigkeiten beim Urinieren werden durch eine Teekur ohne nachteilige Nebenwirkung gelindert.

Hausmittel

Überbrühen Sie zwei Eßlöffel geschnittene Blätter mit einem Liter kochendem Wasser, fügen Sie eine Messerspitze kohlensaures Natron hinzu, und trinken Sie täglich ein bis zwei Tassen, eventuell leicht mit Honig gesüßt.

Dieser Birkenblättertee eignet sich auch als Badezusatz, der chronische Hautleiden zum Abklingen bringt oder jedenfalls lindert. Eine noch stärkere Wirkung bei der Behandlung hartnäckiger Hautleiden entfaltet ein Birkenrindenabsud, der für Teilbäder und Waschungen benützt werden kann.

Besondere Heilwirkung wird seit altersher dem frischen Birkensaft zugeschrieben. Löffelweise mehrmals am Tag eingenommen ist er ein gutes Hausmittel gegen Gelbsucht, Erkrankungen der Harnwege, Vitamin-C-Mangel, Hautflechten und Wasserstau in den Geweben. Der Saft wirkt überdies blutreinigend und stärkend. Sehr bekannt ist die äußerliche Anwendung des Birkensaftes als Haarwuchsmittel: Der Haarboden wird gestärkt, Schuppenbildung und Haarausfall gehen zurück.

Leider ist es nicht ganz einfach, an den Birkenfrischsaft zu gelangen, da man zu diesem Zweck den Stamm einer Birke anbohren, ein Glasröhrchen einführen und den ausfließenden Saft auffangen muß. Wenn Sie ein solches Vorhaben planen, sollten Sie unbedingt vorher die Erlaubnis des Waldbesitzers einholen, da die Saftentnahme ohne Zustimmung als Waldfrevel ausgelegt werden könnte. Schäden an den Bäumen – sofern Sie sich an Stämme halten, die einen Meter über dem Boden mindestens zwanzig Zentimeter Durchmesser haben – sind bei der guten Regenerationsfähigkeit der Birken nicht zu befürchten.

Bitterklee *(Menyanthes trifoliata)*

(Biberklee, Dreiblatt, Fieberklee, Monatsblume, Wasserklee, Zottenblume)

Die Bezeichnung »...klee« trifft nur insofern zu, als es sich bei dieser Pflanze um eine Art aus der Familie der Fieberkleegewächse handelt. Der Bitterklee liebt feuchten Boden und wächst auf moorigen Wiesen oder an Ufern. Für Heilzwecke sammelt man die

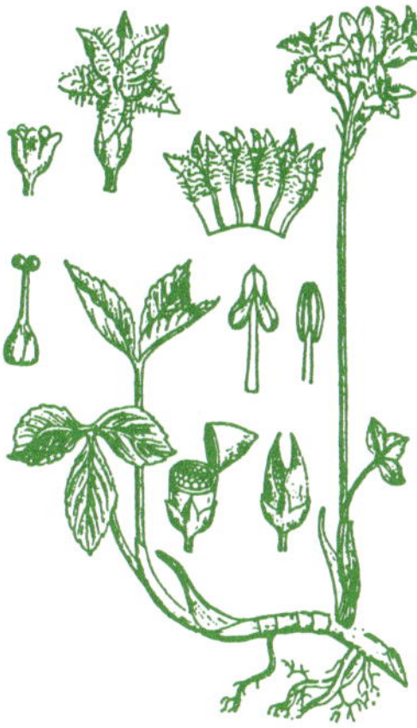

dreifächerigen Blätter während der Blütezeit im Mai und Juni. Sie eignen sich für die Zubereitung als Kaltauszug, Aufguß oder Pulver und enthalten Wirkstoffe, die nervöse Magenbeschwerden, leichte Magenkoliken und Sodbrennen beseitigen können.

Hausmittel

Aufguß: Ein Eßlöffel des frischen oder getrockneten Krautes überbrühen Sie mit einem Viertelliter Wasser und lassen das Ganze eine Viertelstunde ziehen.

Kaltauszug: Sie setzen zwei Teelöffel Bitterkleekraut mit zwei Tassen Wasser kalt an und lassen das Ganze etwa acht Stunden ziehen. Diese Tagesmenge sollte nicht überschritten werden.

Pulver: Zerreiben oder zermahlen Sie die getrockneten Blätter, und nehmen Sie im Bedarfsfall dreimal täglich eine Messerspitze davon mit etwas Flüssigkeit ein.

Bockshornklee *(Trigonella foenum-graecum)*

(Griechisches Heu, Kuhhornklee)

Die volkstümliche Bezeichnung »Griechisches Heu« ist nicht aus der Luft gegriffen: Der Bockshornklee stammt tatsächlich aus Griechenland und wurde etwa im neunten Jahrhundert von dort nach Mitteleuropa gebracht, wo er seither angebaut wird. Die Pflanze erreicht eine Höhe von rund einem Meter und blüht im Juni und Juli mit weißlichen bis rosa Blüten. Für Heilzwecke gesammelt werden die Samen im August und September.

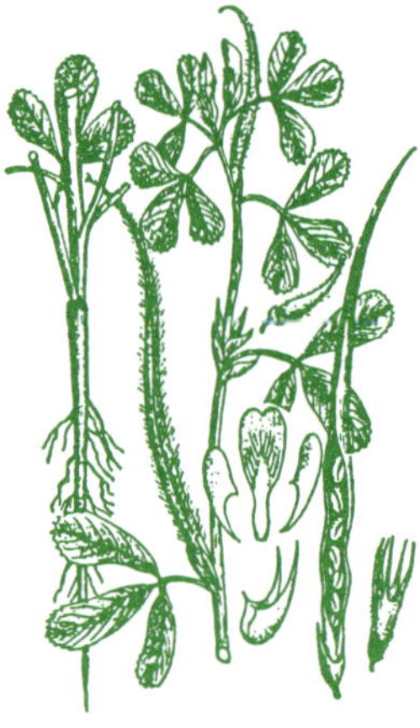

Aus diesen Samen können Sie Breiumschläge bereiten, die gegen Furunkel überaus wirksam sind.

> *Hausmittel*
> Zerstoßen Sie die getrockneten Samen, rühren Sie sie mit kaltem Wasser zu einem dicken, streichfähigen Brei, den Sie im Wasserbad auf Körpertemperatur erwärmen, auf ein Leinentuch streichen und auf das Furunkel legen.

Für die innerliche Anwendung ist es sinnvoll, den recht bitteren Geschmack durch den Zusatz von Pfefferminze zu verbessern. So wird ein Tee aus Bockshornkleesamen zum heilsamen Kräftigungsmittel, das vor allem die Genesung nach überstandenen Krankheiten beschleunigt. Die ebenfalls häufige Verwendung von Bockshornklee bei Bronchitis erklärt sich aus dem hohen Gehalt an schleimlösendem Saponin:

> *Hausmittel*
> Setzen Sie zwei Teelöffel Samen in einem Viertelliter Wasser vorerst kalt an, und lassen Sie alles fünf Stunden ziehen. Dann kochen Sie das Ganze eine Minute auf und süßen mit Honig. Die Tagesmenge sollte zwei bis drei Tassen betragen.

Brennessel *(Urtica dioica)*

(Donnernessel, Hanfnessel, Nettel)

Brennesselarten wachsen in ganz Europa in der Nähe menschlicher Ansiedlungen. Da sie überdüngten Boden bevorzugen, stehen sie oft an Stallungen, Zäunen und Hecken. Auf gutem Boden wird der Stengel bis zu hundertfünfzig Zentimeter hoch. Er ist vierkantig und, ebenso wie die Blätter, mit Brennhaaren besetzt. Die Blüten sind grün und unscheinbar, die Frucht ist ein kleines Nüßchen. Als heilkräftige Pflanzenteile werden sowohl das ganze Kraut als auch der kräftige Wurzelstock von Mai bis Ende Juli gesammelt. Trocknen Sie alle Teile an einer luftigen, schattigen Stelle und schneiden Sie sie erst nach dem Trocknen klein.

Die Brennessel enthält mineralische Spurenelemente in besonders reichlichem Maß, außerdem Hormone, das wichtige Enzym Sekretin, Gerbsäure und Vitamin A, um nur die bedeutendsten Wirkstoffe zu nennen. Dadurch zählt sie zu den besten Blutreinigungsmitteln, ist wertvoll bei der Behandlung von Harnwegerkrankungen, fördert den Stuhlgang, regt den Kreislauf an und hebt die allgemeine Widerstandskraft gegen Infektionen.

Bekannt ist die Brennessel vor allem als Hauptbestandteil sogenannter »Frühjahrskuren«, in deren Verlauf frisch gepreßter Brennesselsaft, -salat oder -spinat genossen werden. Sogar den Blutzukkergehalt vermag ein Brennesselextrakt zu senken. Beachten Sie jedoch unbedingt, daß der Frischsaft nicht in Gärung übergegangen sein darf, wenn Sie ihn einnehmen!

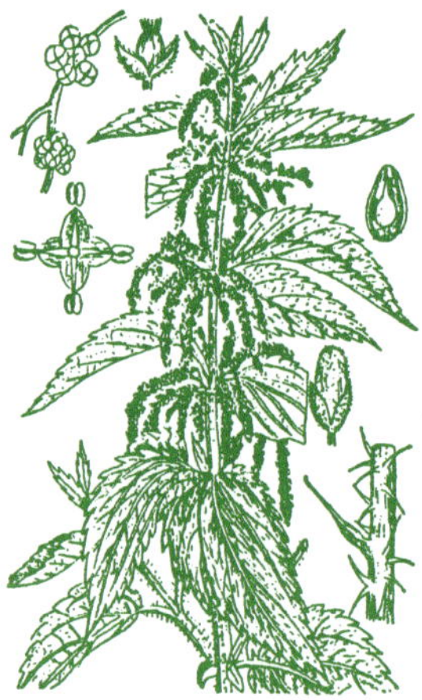

Hausmittel

Um einen ebenso schmackhaften wie bekömmlichen Brennesselsalat zuzubereiten, pflücken Sie nur junge Blätter und Sprossen. Überbrühen Sie die Pflanzen, gießen Sie das Wasser ab, und marinieren Sie nach Geschmack mit Obstessig oder Zitronensaft. Auch eine Mischung aus Brennesselblättern und Kartoffelsalat wird Ihnen munden.

Wird die Brennessel als Tee verwendet, so geschieht dies im Aufgußverfahren:

Hausmittel

Nehmen Sie zwei Teelöffel feingeschnittenes Kraut und gießen Sie eine Tasse kochendes Wasser darüber. Sobald die Flüssigkeit trinkwarm ist, seihen Sie den Tee ab und trinken ihn langsam, eventuell leicht mit Honig gesüßt.

Die Volksheilkunde berichtet auch von den Erfolgen mit Brennesselschnaps, der äußerlich bei der Wund- und Abszeßbehandlung angewendet wird, den man aber auch eßlöffelweise auf nüchternen Magen und abends nach dem Essen gegen Sodbrennen und Magenschmerzen einnehmen kann:

Hausmittel

Setzen Sie etwa zwei Handvoll (gehäuft) frische Brennesselblätter mit einem Liter Kornschnaps an, und lassen Sie den Ansatz vier bis acht Wochen an der Sonne oder an einem warmen Ort stehen. Den gefilterten fertigen Brennesselschnaps bewahren Sie am besten lichtgeschützt in einer gut verkorkten Flasche auf.

Brombeerstrauch *(Rubus fruticosus)*

(Braunbeere, Hirschbollen, Kratzbeere, Rahmbeere)

Die echte Brombeere wächst in lichten Wäldern, in Gebüschen, an Waldrändern und auf der Heide. Sie liebt einen kalkarmen Boden. Ihre Früchte sich schwarzblau oder schwarzrot glänzend und schmecken köstlich. Im Herbst kann man sie von den ein bis drei Meter hohen, mit Stacheln besetzten Stauden pflücken.

Die Volksmedizin verwendet die Blüten, die Blätter, die Früchte und die Wurzel. Von Mai bis August trägt der Brombeerstrauch weiße Blüten, die seit dem Mittelalter für einen Tee zur Regulierung einer zu starken Monatsblutung gesammelt wurden. Mit dem gleichen Tee kann man auch bei Halsentzündungen gurgeln, ohne ihn zu trinken.

Brombeerblätter wirken zusammenziehend und empfehlen sich daher als gutes und völlig harmloses Mittel gegen Durchfall. Wer jedoch an Verstopfung leidet, sollte auf reinen Brombeerblättertee lieber verzichten. Hingegen beeinflußt er durch seine schleimlösende Wirkung Erkrankungen der Atemwege überaus günstig. Überdies dient dieser Tee der Blutreinigung und Blutbildung.

Getrocknete, kleingeschnittene Brombeerwurzeln, kalt angesetzt und kurz aufgekocht, ergeben einen harntreibenden Heiltee, der die Wassersucht lindert.

Brombeerblätter sind aber auch ein wesentlicher Bestandteil mehrerer schmackhafter Teemischungen, die als »Haustee« Gesunden und Kranken Wohlbehagen verschaffen:

> *Hausmittel*
> Mischen Sie zu gleichen Teilen Brombeerblätter, Walderdbeerblätter, Himbeerblätter, Schlüsselblumen und Schlehdornblüten. Von dieser Mischung nehmen Sie einen Teelöffel für eine Tasse im Aufguß, lassen fünf Minuten ziehen und seihen ab. Mit Rohzucker oder Honig dürfen Sie nach Geschmack süßen.

Brunnenkresse *(Nasturtium officinale)*

(Bornkerse, Wasserkersche, Wassersenf, Weiße Kresse)

In Großmutters Küche war die Brunnenkresse ein beliebtes Salatgemüse, das zu einer Zeit, zu der es kein anderes grünes Frischgemüse gab, als Vitaminspender und würziger Geschmackslieferant willkommen war. Die Brunnenkresse ist eine ausdauernde immergrüne Wasserpflanze mit kriechendem Stengel, aus dem die glatten, dunkelgrünen Blättchen in die Höhe wachsen. In den Sommermonaten blüht sie mit kleinen weißen Blüten, die für die Heilwirkung aber unbedeutend sind.

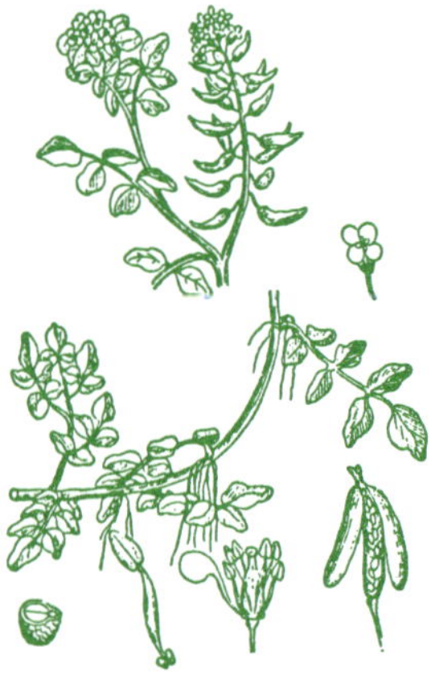

Zur Blutreinigung, Appetitanregung und Vitaminversorgung werden ausschließlich die frischen Blätter verwendet, die man von

März an ernten kann, vorzugsweise an Quellen, Bächen und Gräben. Die Brunnenkresse läßt sich aber auch in Wasserbehältern im eigenen Garten ziehen.

Die bekannteste Verwendungsart ist die Zubereitung als Salat, wofür sie sich durch ihren herb-scharfen Geschmack empfiehlt. Es ist aber auch die Einnahme von gepreßtem Frischsaft möglich. Dieser muß jedoch unbedingt im Verhältnis 1:5 mit Wasser verdünnt werden, da er sonst durch seinen hohen Gehalt an Senföl die Schleimhaut zu sehr reizen würde. Sie sollten von diesem Saft keinesfalls mehr als drei Teelöffel täglich einnehmen, da eine Überdosierung die Nieren und die Harnwege zu sehr stimuliert und Entzündungen auslösen könnte.

Probieren Sie für Ihre entschlackende Frühjahrskur das folgende schmackhafte und heilsame Rezept aus, das drei Tage lang das Abendessen ersetzen sollte:

Hausmittel

Mischen Sie etwa zu gleichen Teilen Brunnenkresse mit jungen Brennesselblättern, Löwenzahnblättern und Kopfsalat. Marinieren Sie mit Obstessig oder Zitronensaft, dem Sie etwas Honig beigefügt haben. Rühren Sie alles gut durch, und lassen Sie die Blätter eine Viertelstunde in der Marinade ziehen. Dann können Sie, um den Salat etwas milder zu machen, ein bis zwei Eßlöffel Joghurt einmischen.

Achtung: Während der Schwangerschaft sollten Frauen auf Brunnenkresse verzichten, da ein wehenfördernder Effekt eintreten könnte.

Buchsbaum *(Buxus sempervirens)*

(Friedhofsbuschen)

Sie kennen ihn bestimmt, diesen immergrünen Strauch, den man meist auf Friedhöfen oder in alten Gärten sieht. Der Strauch kann bis zu drei Meter hoch werden. Seine kleinen rundlichen Blätter haben einen unangenehmen Geruch und Geschmack. Die Buchsbaumblüte findet im März und April statt und geht fast unbemerkt vor sich.

Für medizinische Zwecke werden nur die Blätter und die Rinde verwendet. Aus einer Abkochung dieser Bestandteile läßt sich ein

Abführmittel herstellen. Als Weingeistauszug wurde der Sud früher auch bei Lungenentzündung empfohlen. Gegen chronischen Rheumatismus sollen die pulverisierten Blätter helfen, während dem aus frischen Blättern gewonnenen ätherischen Öl sogar eine Heilwirkung bei Epilepsie nachgesagt wurde. Mit diesem ätherischen Öl kann auch eine Salbe hergestellt werden, die bei Hautunreinheiten, Ausschlägen, Haarausfall und Gicht tatsächlich einen günstigen Einfluß ausübt.

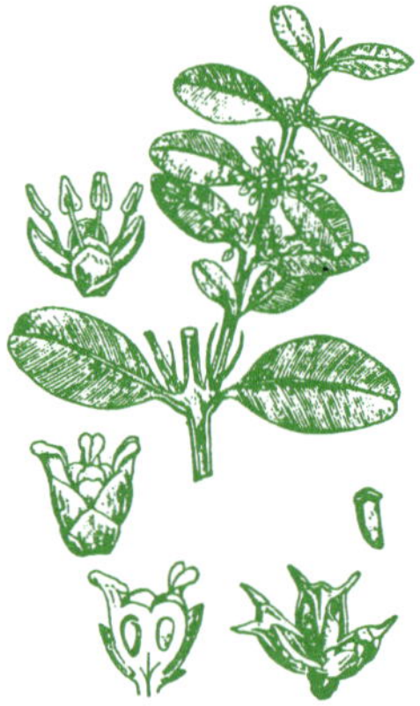

Speziell als Hausmittel gegen Haarausfall hat der Buchsbaum in Europa einen guten Ruf:

Hausmittel

Mischen Sie eine Handvoll Buchsbaumblätter mit gleichviel Brennesselwurzeln und je einem Eßlöffel Salbeiblätter, Klettenwurzeln und Frauenhaarkraut. Setzen Sie das Ganze mit einem Liter Essig an, stellen Sie es drei Tage warm, und seihen Sie dann den Essig in eine Flasche. Waschen Sie Ihr Haar nur einmal wöchentlich und reiben Sie Kopfhaut und Haare nach jeder Kopfwäsche gut mit diesem Kräuteressig ein.

Dill *(Anethum graveolens)*

(Dille, Düll, Gurkenkräutel, Kapernkraut)

Während diese Pflanze in Südeuropa auch in der freien Natur vorkommt, wächst sie bei uns vorzugsweise im Glashaus. Der glatte runde Stengel wird etwa einen halben Meter hoch, die fadendünnen Blättchen sind dunkelgrün und doppelt gefiedert. Da der Dill auf keinem Gemüsemarkt fehlt, ist die frische Pflanze, die für ein schmackhaftes Gemüsegericht oder zum Verfeinern von Salaten und Soßen gerne verwendet wird, jederzeit leicht zu erhalten.

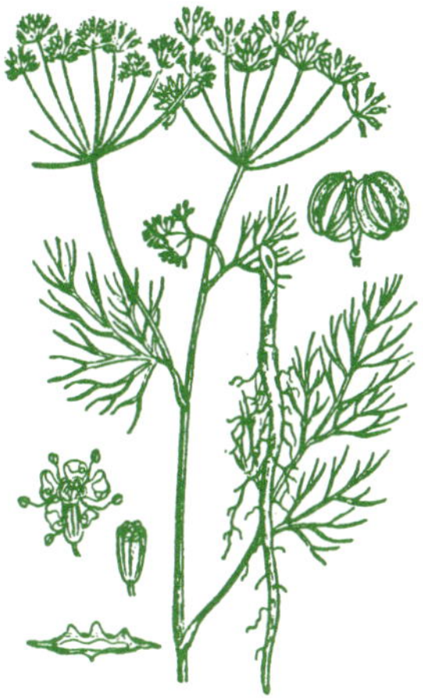

Für Heilzwecke werden allerdings nicht die Blätter genutzt, sondern die aus den gelben Blütendolden entstehenden Samen, die oval und leicht gerippt sind. Der darin enthaltene Hauptwirkstoff ist das ätherische Öl Carvon. Die Volksmedizin wendet den daraus hergestellten Tee nicht nur ähnlich wie Fenchel gegen Erbrechen, Blähungen und Schluckauf an, sondern auch zur Anregung der Milchdrüsenfunktion bei stillenden Müttern:

Hausmittel

Überbrühen Sie ein bis zwei Teelöffel zerquetschte Dillsamen mit einer Tasse Wasser. Davon sollen stillende Mütter früh, mittags und abends je eine Tasse lauwarm trinken.

Diesem Tee wird auch eine milde harntreibende Wirkung zugeschrieben. Das Kauen der Samen beseitigt schlechten Mundgeruch. Zur Behandlung von Geschwülsten, um Geschwüre reifen zu lassen, gegen Drüsenstockungen und gegen Augenentzündung hat sich die äußerliche Anwendung bewährt:

Hausmittel

Zerstoßen Sie einen Eßlöffel Dillsamen, wärmen Sie sie in Olivenöl gut an, und tränken Sie mit diesem Öl einen Wattebausch. Diesen legen Sie bis zur Abkühlung auf die zu behandelnde Stelle. Wiederholen Sie diesen Vorgang mehrmals!

Dost *(Origanum vulgare)*

(Dosten, Wilder Majoran, Badkraut, Wohlgemut, Costenz, Dorant, Mutterkraut, Maran)

Dost wächst in trockenen Wäldern, Gebüschen, an Wald- und Wegrändern und Abhängen. Er hat dreißig bis sechzig Zentimeter hohe, leicht behaarte Stengel, glattrandige, dunkelgrüne Blättchen und in der Zeit von Juli bis Oktober purpurne, braunrote und manchmal weiße Lippenblüten. Während der Blütezeit wird er auch gesammelt. Man pflückt nur das Kraut, da dem kriechenden Wurzelstock keine Heilwirkung innewohnt. Die Pflanze riecht stark aromatisch, fast wie echter Majoran, und schmeckt herb, da sie neben den ätherischen Ölen auch Gerbstoffe enthält.

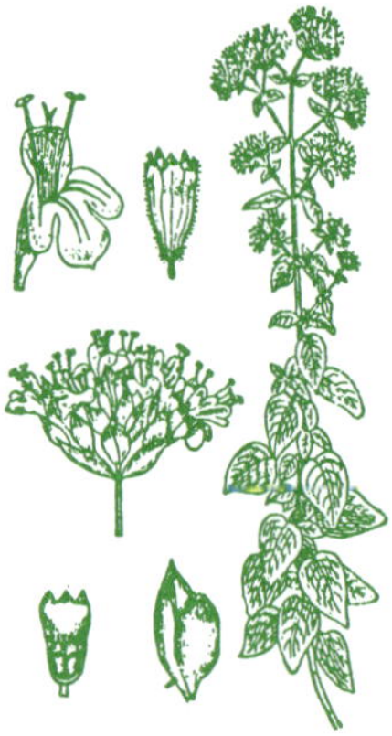

Aus dem frischen Kraut läßt sich das beliebte Dostöl herstellen, das als nervenstärkendes und krampflösendes Mittel gilt, äußerlich zu Einreibungen bei Rheumatismus dient und im Fall von Keuchhusten, Bronchitis, Asthma und Hustenkrämpfen ein vorzüglicher Inhalationszusatz ist:

Hausmittel

Übergießen Sie eine Handvoll Dostkraut mit einem halben Liter Olivenoder Leinöl. Lassen Sie es zwei Wochen an einem warmen Ort stehen, dann seihen Sie ab und pressen die Rückstände gut aus. Das so gewonnene Öl können Sie frisch abfüllen und bei Bedarf in kleiner Dosierung verwenden: zwei bis drei Teelöffel täglich.

Das getrocknete Dostkraut können Sie zusammen mit anderen wärmebringenden Kräutern wie Thymian, Andorn, Salbei und Kamille in ein Kräuterkissen füllen, das bei Krämpfen, Ohren-, Zahn- und Halsschmerzen warm aufgelegt werden kann. Ebenso dient ein Kräutersäckchen mit Dostkraut als Badezusatz bei Hautkrankheiten.

Eberwurz *(Carlina acaulis)*

(Karlsdistel, Mariendistel, Silberdistel, Sonnenrose, Wetterdistel, Kraftwurz, Roßwurz, Hundszorn, Wilde Artischocke)

Die kalkliebende (teilweise geschützte!) Pflanze wächst auf trockenen Weiden und Wiesen. Sie wird auch »Stengellose Eberwurz«

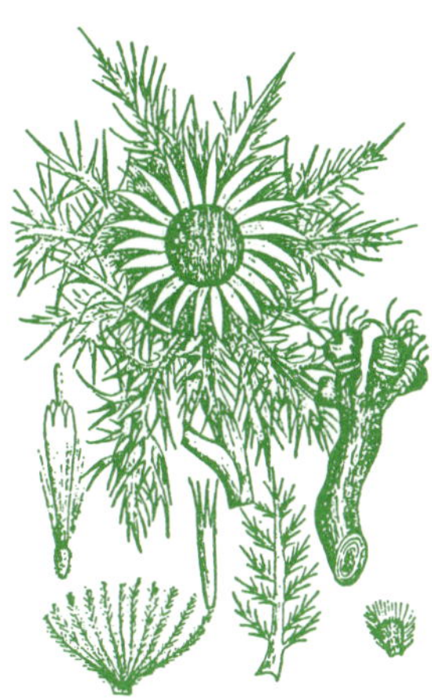

genannt, da ihr großer, glänzendweißer Blütenkopf und die zu einer Rosette angeordneten grünen Blätter direkt auf dem Erdboden liegen. Sobald Schlechtwetter im Anzug ist, schließen sich die stechenden Hüllblätter der Blüte.

In der Volksmedizin wird nur der Wurzelstock verwendet, der außen braun und innen hell und zerklüftet ist. In getrocknetem Zustand hat er einen süßen, pilzähnlichen Geruch und einen herbaromatischen Geschmack.

Ein Teeabsud aus dieser Wurzel wurde schon im Mittelalter gegen Wassersucht und Würmer verabreicht. Davon ist man zwar mittlerweile abgekommen, dennoch gilt der Tee nach wie vor als bewährter Darmreiniger und Nierenspüler.

> *Hausmittel*
>
> Nehmen Sie einen Teelöffel kleingeschnittene Wurzel auf eine Tasse Wasser, und lassen Sie das Ganze drei Minuten sieden. Sie können die Tagesmenge von zwei bis drei Tassen auf einmal zubereiten, sie auf Trinktemperatur abkühlen lassen und in eine Thermosflasche füllen.

Sie können aber auch eine hochkonzentrierte Tinktur erzeugen, deren Einnahme sich günstig auf einen empfindlichen Magen auswirkt:

> *Hausmittel*
>
> Setzen Sie zwei bis drei Wurzeln in einem halben Liter Branntwein (verdünnter Weingeist) an, und lassen Sie diesen Ansatz acht bis zehn Tage stehen. Davon sollten Sie morgens und abends je zehn Tropfen, eventuell mit einem anderen Getränk verdünnt, einnehmen.

Efeu *(Hedera helix)* **GIFTIG!**

(Eppich, Mauereppich, Ewigheu, Hühneraugenkraut, Wintergrün)

Den immergrünen Efeu findet man an Mauern, in Parkanlagen oder wildwachsend in Laubwäldern, vorzugsweise in wintermilden Lagen, da die Pflanze frostempfindlich ist. Der Efeu wächst am Boden entlangkriechend weiter, er klettert aber auch bis zu fünfzehn Meter hoch an Wänden und Baumstämmen empor.

Die Früchte des Efeus, erbsengroße blauschwarze Beeren, sind giftig. Früher wurden sie zerstoßen, in Wein aufgelöst und als steinabtreibendes Mittel getrunken, doch traten häufig schwere Vergiftungen dadurch auf.

Heutzutage verwendet man nur die Blätter, die das ganze Jahr über gesammelt werden können. Zerreibt man diese Blätter, verströmen sie einen angenehmen Duft. Diese balsamische Wirkung bleibt auch bei der Abkochung der Blätter erhalten. Kochen Sie einen Teelöffel zerkleinerte Efeublätter etwa fünf Minuten lang in einem Viertelliter Wasser, dann erhalten Sie einen Tee, der sich für Umschläge bei Geschwüren, Wunden und eitrigen Entzündungen bewährt hat.

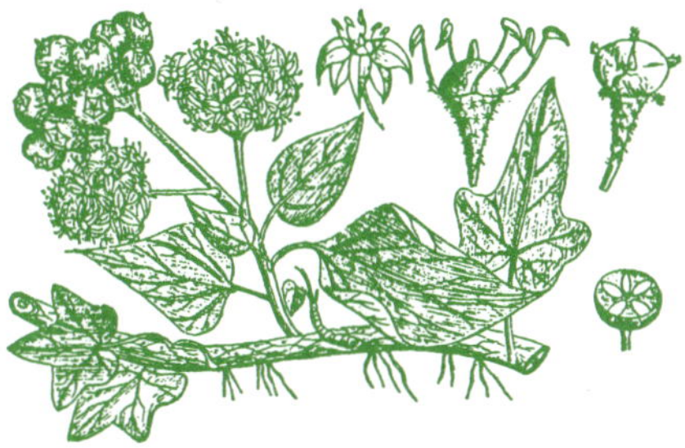

Efeublätter sind auch ein kaum bekanntes Mittel gegen Hühneraugen:

Hausmittel

Legen Sie ein Efeublatt kleingefaltet auf das Hühnerauge, und verschließen Sie die Stelle fest mit einem Heftpflaster. Nach vierundzwanzig Stunden wiederholen Sie dieses Vorgehen mit einem neuen Efeublatt, nach weiteren vierundzwanzig Stunden nochmals. Danach können Sie in fast allen Fällen das Hühnerauge schmerzlos abheben.

Ehrenpreis *(Veronica officinalis)*

(Allerweltsheil, Frauenlist, Grindkräutel, Hühnerraute, Köhlerkraut, Männertreu, Heil aller Welt, Veronika, Viehkraut)

Auch hier bewahrheitet sich wieder eine Beobachtung, die bei Heilkräutern oft zu machen ist: Was zumeist geringschätzig als »Unkraut« bezeichnet und abgetan wird, hat vielseitige Heilwirkung. Der Ehrenpreis wächst in ganz Europa in Wäldern, auf Wiesen und Heiden, an Wegrändern. Aus den kriechenden, fast holzigen Stengeln treiben weiche Blütenstengel, die etwa zwanzig Zentimeter hoch werden und die kleinen blaßblauen Blüten tragen. Geerntet wird das Kraut ohne Wurzel entweder noch vor oder während der Blütezeit im Frühjahr und Sommer.

Als Blutreinigungstee sehr zu empfehlen ist der frische Saft der blühenden Pflanze, von dem man bei Hautleiden und Ekzemen und zur Anregung der Nierentätigkeit zwei bis drei Teelöffel täglich einnehmen soll.

Ehrenpreistee – zwei Teelöffel auf eine Tasse siedendes Wasser im Aufguß – wird eine besonders heilsame Wirkung bei Lungenleiden, chronischem Katarrh, Blasenkatarrh, Rheumatismus und Gicht nachgesagt. Ebenso findet er Anwendung bei Verschleimung der Luftröhre, Gelbsucht, Gliederschmerzen, Bronchialkatarrh, Magenschmerzen, Koliken, Migräne und schlechter Verdauung. Äußerlich benutzt man ihn zum Auswaschen von Wunden und zur Bereitung feuchtwarmer Umschläge für Prellungen, Quetschungen und Blutergüssen.

Eine Tinktur aus einer Handvoll kleingeschnittenem frischem Kraut, das mit einem Liter Kornbranntwein angesetzt und drei Wochen an der Sonne stehen gelassen wird, kann bei rheumatischen Leiden entweder als Einreibung oder innerlich – dreimal täglich fünfzehn Tropfen auf Zucker – angewendet werden.

Eibisch *(Althaea officinalis)*

(Althee, alte Eh, Heilwurz, Hilfwurz, Ibisch, Samtpappel)

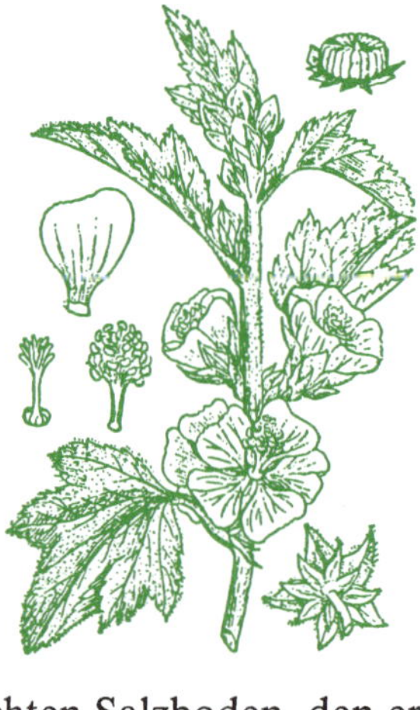

Der Eibisch liebt feuchten Salzboden, den er in südlichen Ländern vorwiegend in Meeresnähe findet, so daß er dort auch wild wächst.

Bei uns wird er in den Gärten angepflanzt. Der Stengel wird ein bis zwei Meter hoch und bringt samtweich behaarte Blätter hervor. Die zahlreichen Blüten stehen in den Blattachseln und sind weiß bis hellrot gefärbt.

Gesammelt wird von dieser Pflanze so ziemlich alles: die Wurzeln im Frühling oder im Herbst nach der Blüte, die Blüten von Juni bis August, die Blätter *nach* der Blütezeit, da sie den hochwirksamen Pflanzenschleim erst dann in beträchtlicher Menge enthalten. In der Volksmedizin werden auch die Samen verwendet, die schon etwa zwei bis drei Wochen nach der Blüte abgenommen werden können.

Eibischtee gilt seit Jahrhunderten als besonders wirksam bei der Behandlung von Husten, Heiserkeit und Bronchitis sowie bei Erkrankungen des Magens und der Harnwege und bei Weißfluß bei Frauen.

Hausmittel

Wie viele andere schleimlösenden Pflanzen, darf der Eibisch nicht gekocht oder heiß überbrüht werden. Man setzt daher einen Eßlöffel zerkleinerte Eibischwurzel pro Tasse Wasser eine Nacht lang kalt an, erwärmt den Ansatz am Morgen leicht und trinkt ihn nach dem Abseihen warm.

Ein vorzügliches Mittel gegen Furunkel, das außerdem bei Brandwunden und Augenentzündugen schmerzlindernde Wirkung hat, läßt sich ebenfalls leicht herstellen:

Hausmittel

Stellen Sie einen Brei her, indem Sie frische Eibischwurzel fein schaben und mit Honig vermengen. Streichen Sie den Brei auf ein Leinentüchlein, und legen Sie dieses auf. Erneuern Sie die Auflage alle zwei bis drei Stunden.

Eiche *(Quercus)*

(Eke, Eik, Heister, Fraueneiche)

Es gibt die verschiedensten Eichenarten, die sich wohl in ihrem Standort und Vorkommen unterscheiden, kaum jedoch in der

Heilwirkung ihrer Pflanzenteile. Im gesamten Volksglauben spielt die Eiche von jeher eine maßgebliche Rolle. Bei den Germanen beispielsweise galt sie als Baum der Götter. So ist es nicht verwunderlich, daß man immer schon – auch vor Kenntnis der heilkräftigen Inhaltsstoffe dieser Pflanze – aus dem Baum Essenzen zu gewinnen trachtete, die gewissermaßen als Göttergaben dem Menschen helfen und dienen sollten.

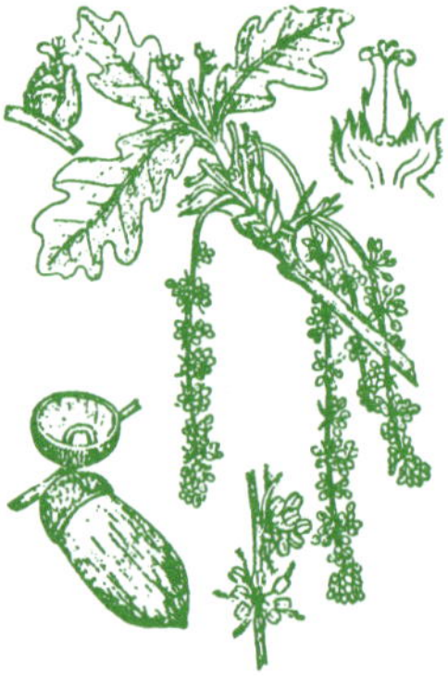

Die bekannteste dieser Gaben ist die Eichenrinde. Man sammelt sie von den dünnen Ästen im Mai und Juni. Die Eicheln reifen im September und Oktober, und dann ist naturgemäß die Zeit ihrer Sammlung. Neben vielen anderen Wirkstoffen enthalten sie vor allem Gerbstoff und Eichengerbsäure, so daß sie durch ihre zusammenziehende Wirkung Entzündungen des Magen- und Darmtraktes besonders in tiefergelegenen Darmabschnitten heilen können. Die blutstillende und gewebeverdichtende Wirkung des Eichenrindentees schafft selbst im Falle von Magen- und Darmgeschwüren fühlbare Erleichterung. Auch Entzündungen der Niere, Gelbsucht und Leberschwellung können durch den Tee zum Abklingen gebracht werden. Sogar bei Vergiftungen durch Pilze, Nachtschattengewächse und Nikotin ist dieser Tee eine verläßliche Erste Hilfe:

Hausmittel

Einen Teelöffel zerkleinerte Eichenrinde mit einer Tasse Wasser aufkochen, zehn Minuten ziehen lassen, abseihen.

Gegen Unterleibsbeschwerden und Darmfisteln kann man Bäder anwenden:

> *Hausmittel*
>
> Zwei Eßlöffel Eichenrinde in einem halben Liter Wasser fünfzehn Minuten kochen, abseihen und dem Badewasser zufügen.

Waschungen mit diesem Sud können auch allzu starken Achsel- und Fußschweiß eindämmen und Hautkrankheiten heilen. Eine besondere Zubereitungsform stellt der Eichelkaffee dar, der gegen krankhafte Magerkeit, Drüsenschwellungen, Ekzeme und Blasenleiden empfohlen wird, der aber auch zur Stärkung von Kindern – etwa nach Krankheiten oder bei Unterernährung – dienen könnte:

> *Hausmittel*
>
> Sammeln Sie im Herbst die reifen, also von selbst abfallenden Eicheln. Schälen Sie die Kerne, schneiden Sie sie in kaffeebohnengroße Stücke, und rösten Sie sie auf nicht zu heißem Feuer, bis sie hellbraun sind. Sofort nach dem Rösten zerstoßen Sie die Stücke in einem Mörser (nicht mahlen!). Heben Sie die gerösteten Eicheln am besten in einem dunklen Glas oder in einer gut schließenden Dose auf. Das Eichenpulver wird mit heißem Wasser aufgesetzt, etwa zehn Minuten lang gekocht, abgeseiht, gezuckert und dann erst mit Milch vermengt. Wöchentlich ein bis zwei Tassen dieses Getränks genügen, um eine Besserung des Gesamtbefindens herbeizuführen.

Eisenkraut *(Verbena officinalis)*

(Eisenhart, Mönchskappe, blauer Sturmhut, Teufelswurz, Venusader, Träne der Isis, Wunschkraut)

Das weiß oder blaßlila blühende Eisenkraut trifft man im Sommer häufig an Wegrändern, an Dorfstraßen, auf Schutthalden oder im Ödland an. Am liebsten wächst es auf stickstofffreien Lehmböden. Es wird etwa einen halben Meter hoch, hat rauhe, kantige Stengel und längliche, gezahnte Blätter. Gesammelt wird die ganze Pflanze während der Blütezeit, also den ganzen Sommer und Herbst über.

Aus den frischen oder getrockneten Blättern und Wurzeln läßt sich ein sehr heilkräftiger Tee bereiten, der besonders gerne bei

Stein- und Grießleiden verabreicht wird, da er Steine zersetzen kann. Der Aufguß der Eisenkrautblätter ist ein vielfach bewährtes und gerühmtes Mittel gegen Kopfschmerzen und allgemeine Schwächezustände. Man kann ihn auch als Anregungsmittel bei Nervenleiden, Müdigkeit, nervöser Depression, Anämie und Schlaflosigkeit trinken. Bei Leber-, Nieren- und Milzleiden wie auch bei Keuchhusten und Schüttelfrost hat sich das folgende Rezept bewährt:

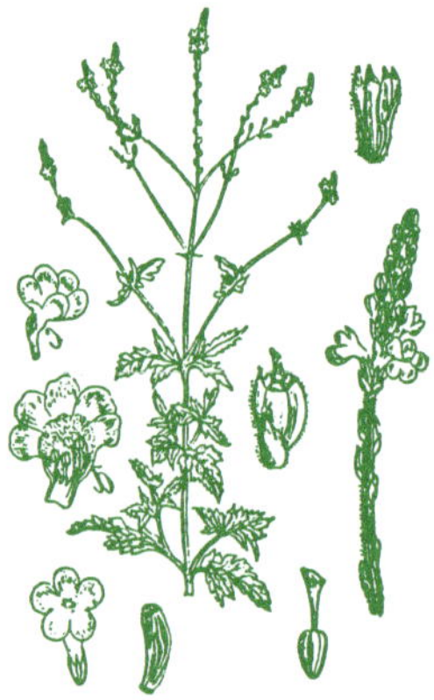

Hausmittel

Kochen Sie einen Eßlöffel zerkleinerte Blätter in einem Achtelliter Wein, der mit ebensoviel Wasser verdünnt wurde, kurz auf. Trinken Sie von dieser Flüssigkeit warm und schluckweise eine Tasse, vorzugsweise am Abend.

Eisenkrauttee in Form eines Kaltauszugs ist harntreibend, milchfördernd und menstruationsregulierend. Unbestätigt ist jedoch die Behauptung mittelalterlicher Kräuterweiblein, daß er Frauen bereit für die Liebe mache – es sei denn, die Damen früherer Jahrhunderte begeisterten sich für jene Männer, die ihren schlechten Mundgeruch durch einen solchen Auszug loswurden:

Hausmittel

Setzen Sie einen Eßlöffel zerschnittenes Kraut mit Wurzeln in einem Viertelliter Wasser an, und lassen Sie es zehn Stunden ziehen. Damit wird mehrmals täglich kräftig der Mund ausgespült.

Enzian *(Gentiana)*

(Bitterwurz, Butterwurz, Branntweinwurz, Genzigan, Fieberwurz, Sauwurz, Weißenzen, Zinzalwurz)

Es gibt zahlreiche Enzianarten, von denen der Gelbe Enzian (Gentiana lutea – geschützt!) die größte Heilkraft besitzt. Es handelt sich dabei um eine krautige Pflanze, die höher als einen Meter werden kann. Der runde Stengel ist innen hohl. Die leuchtendgelben Blüten liegen in den Blattachseln.

Als typische Gebirgspflanze gedeiht der malerische Enzian auf Almen und Bergwiesen, er kann aber auch im Garten angebaut werden. Geerntet wird ausschließlich die Pfahlwurzel, die sehr lang, dick und verzweigt sein kann. Es soll Einzianwurzeln geben, die an die fünfzig Jahre alt waren, als man sie ausgrub. Entsprechend groß ist dann auch die Ausbeute an heilkräftigen Stoffen, die das Blutbild verbessern, Herz- und Nervenschwäche beheben und hohes Fieber senken können. Wegen der darin enthaltenen Bitterstoffe wird die Pfahlwurzel als Volksarznei gegen Verdauungsbeschwerden verwendet; bei mangelhafter Magensaftproduktion, bei schlechter Magenentleerung, saurem Aufstoßen, Sodbrennen und chronischer Verstopfung ist der Enzian eine große Hilfe. Wichtig ist es allerdings, ihn richtig zuzubereiten und zu dosieren:

Hausmittel

Gepulverte Enzianwurzel, zweimal täglich ein Gramm, beseitigt Magenbeschwerden und hebt den Appetit.

Enzianwein, den magenschwache Personen längere Zeit hindurch trinken sollten (täglich bis zu einem Achtelliter), entsteht, indem Sie zwanzig Gramm der zerkleinerten Wurzel in einem Liter Weißwein zwei Wochen ziehen lassen.

Enziantee, der auch für äußerliche Behandlung von Wunden geeignet ist, wird am besten kalt angesetzt – ein Teelöffel Wurzeln auf eine Tasse Wasser – und acht Stunden lang stehen gelassen.

Die beliebteste Zubereitungsart ist jedoch ohne Zweifel die Herstellung des Enzianschnapses, die so bekannt ist, daß man sie kaum erwähnen muß. Eine kräftige »Brotzeit«, ein reichhaltiges Essen verlangt insbesondere in der bayerisch-österreichischen Alpenregion nach einem klaren »Enzian« als Abschluß. Wenn Sie diesen Schnaps selbst ansetzen wollen, müssen Sie folgende Regeln beachten:

> *Hausmittel*
>
> Übergießen Sie eine Handvoll kleingeschnittener Wurzelstücke mit einem Liter Kornbranntwein. Stellen Sie diesen Ansatz drei bis vier Wochen an die Sonne oder an einen warmen Platz, und schütteln Sie ihn täglich. Dann seihen Sie die Flüssigkeit durch und füllen sie neu ab. Dieser Schnaps, eßlöffelweise genommen, stärkt den kranken oder schwachen Magen, verzehrt geronnenes Blut und gilt als gutes Vorbeugungsmittel gegen Grippe.

Erdbeere *(Fragaria vesca)*

(Besingkraut, Erbel, Rotbeer, Waldbeere, Walderdbeere)

Wer diese köstliche kleine Frucht noch nie auf Waldspaziergängen an Wegrändern oder auf Lichtungen gefunden und gekostet hat, weiß nicht, welche Sommergenüsse ihm entgangen sind! Über den Wohlgeschmack hinaus hat die Pflanze aber auch beachtliche Heilkraft, die vorwiegend in den Blättern und im Wurzelstock steckt.

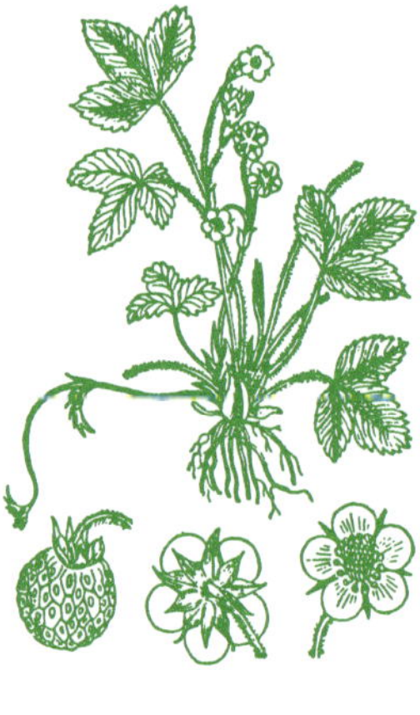

Der berühmte Pfarrer Sebastian Kneipp (1821–1897), einer der Väter der neuzeitlichen Naturheilkunde, der nicht nur die Wasserheilverfahren und Bäderbehandlung lehrte, sondern sich auch für Heilmittel auf pflanzlicher Basis einsetzte, empfahl jenen Patienten, die an Grieß- und Steinleiden laborierten, »durch die ganze Erdbeerzeit täglich gleichmäßige Portionen von Erdbeeren«. Einen ähnlichen Rat erteilte er allen Leberleidenden. Auch gegen »unreines Blut« und bei bestimmten Hautausschlägen soll die Erdbeerkur helfen, wobei man aber anmerken muß, daß es Menschen gibt, die gerade auf Erdbeeren *allergisch* reagieren und daher verständlicherweise von einer solchen Therapie absehen müssen. Dies schmälert aber insgesamt den Wert der Heilpflanze nicht.

Aus den Erdbeerblättern läßt sich ein schmackhafter Teeaufguß zubereiten, den man mit einem Zusatz von Waldmeister noch aromatisieren kann. Er wirkt harntreibend und zusammenziehend (adstringierend). Erdbeerblätter, um die Sonnwendzeit gepflückt, eignen sich auch zum Ansetzen in Branntwein. Mundspülungen mit dem verdünnten Ansatz helfen gegen Zahnfleischbluten und Mundgeruch. Auflagen aus zerquetschten frischen Erdbeerblättern kühlen Entzündungen der Haut, ziehen kleinere Wunden zusammen und bringen sie rascher zum Abheilen.

Hausmittel

Der frische oder getrocknete zerkleinerte Wurzelstock im Aufguß – fünfundzwanzig Gramm auf einen Liter Wasser – gilt als gutes Mittel gegen Durchfall und kann das Nasenbluten stillen.
Der frischgepreßte Erdbeersaft beseitigt Harnverhalten.

Erdrauch *(Fumaria officinalis)*

(Ackerraute, Erdgalle, Grindkraut, Katzenkerbel, Finsterkraut, Krätzenheilkraut, Taubenkopf, Wildes Weinkraut)

Der Erdrauch findet sich vor allem an den Rändern von Hackfruchtäckern, in Gärten, auf Schutthalden und anderen vernachlässigten Plätzen. Er hat blaugrüne, doppelt fiederteilige Blätter und wird fünfzehn bis dreißig Zentimeter hoch. Die zweilippigen roten Blüten bilden Ähren. Die nüßchenförmigen Früchte werden in der Reife höckerig-runzelig.

Gesammelt wird das Kraut den ganzen Sommer über, solange es blüht. Man kann es frisch oder getrocknet zur Teebereitung verwenden, wobei dieses Getränk von der Volksmedizin bei Leber-

und Gallenleiden, Leberverhärtung, Gelbsucht, hartem Stuhlgang, Geschwüren und Ausschlägen empfohlen wird. Auch bei chronischer Verschleimung, hartnäckigem Katarrh der Atemwege, Hämorrhoiden, Rheuma, Gicht, Milzleiden und Augenentzündungen kann der zur Gattung der Mohngewächse gehörende Erdrauch angewendet werden. Bei Kindern behebt er Verdauungsbeschwerden und den Milchschorf.

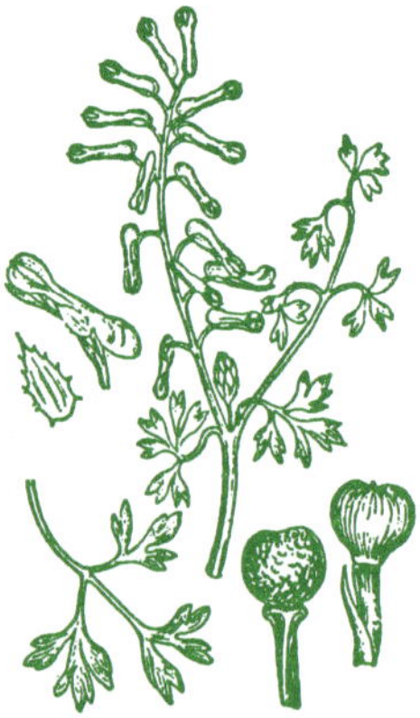

Hausmittel

Zwei Teelöffel Kraut mit zwei Tassen kochendem Wasser überbrühen, zehn Minuten ziehen lassen, abseihen und tagsüber trinken.

Bei Hautleiden, die nicht trocken behandelt werden müssen, ist zu einer Anwendung von Erdrauchöl zu raten, das auch eine gesunde Haut reiner und schöner macht:

Hausmittel

Geben Sie zwei bis drei Handvoll Blüten in einen Liter Olivenöl, und stellen Sie diesen Ansatz zwei Wochen an die Sonne. Dann setzen Sie noch zwei Handvoll Blütenknospen zu und stellen das Ganze eine weitere Woche warm. Nach dem Filtern ist ein wertvolles Hautpflegemittel gebrauchsfertig. In einem dunklen Glas aufbewahren und verschließen!

So kann es nur verwundern, daß diese vielfach nützliche und wirksame Heilpflanze oft lediglich als »Unkraut« abqualifiziert wird, wie man es in manchem Lexikon lesen kann.

Farnkraut *(Dryopteris filix-mas)* **GIFTIG!**

(Faden, Fasen, Flöhkraut, Fünffingerwurz, Glückshand, Johanniswurz, Mausleitern, Stockfarn, Teufelswisch, Wanzenwurz, Wurmfarn)

In fast allen Wäldern Europas wächst das Farnkraut, meist in steinigen Regionen. Im Frühling kommen die jungen Blätter aus dem dicht unter der Erdoberfläche liegenden Wurzelstock hervor. Sie sind zuerst noch eingerollt, entfalten sich aber allmählich zu oft recht eindrucksvollen Wedeln. Da sich die Pflanze durch Sporen fortpflanzt, die an der Blattunterseite von Juni bis August reifen, trägt sie keine Blüten.

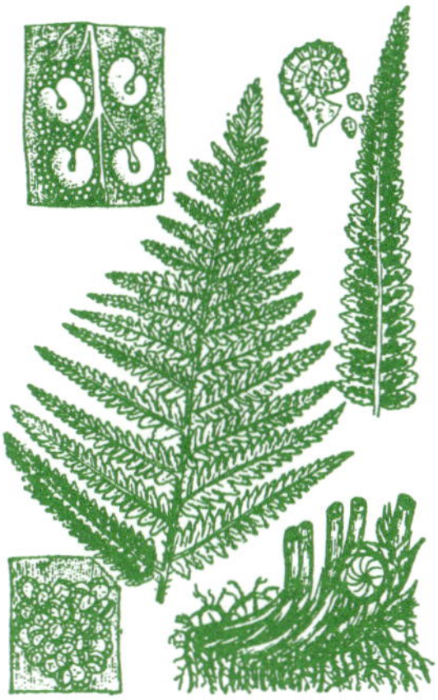

Es ist sinnvoll, die heilkräftigen Wurzelstöcke erst im Spätherbst zu sammeln, da sie vorher weitaus weniger Wirkstoffe enthalten. Außerdem ist Sammelgut aus höheren Gebirgslagen vorzuziehen. Besonders gute Stöcke erkennt man an ihrer grünlichen Bruchstelle. Die Trocknung der Farnkrautwurzel sollte im Dunkeln erfolgen.

Die in den Wurzelstöcken enthaltenen Wirkstoffe Filicin und Filmaron sind Nervengifte, die lähmend auf die Muskulatur von Eingeweidewürmern wirken, aber beim Menschen keine Vergiftungserscheinungen auslösen. Erst bei längerer oder falscher Anwendung könnte beim Menschen eine Leberschädigung auftreten.

Es wird daher geraten, etwa eine Stunde nach Einnahme des Wurmfarnmittels ein Abführmittel zu verabreichen, um im Zuge einer restlosen Darmentleerung die gelähmten Würmer gleichzeitig mit den Giftstoffen auszuscheiden.

Trotz solcher Vorsichtsmaßnahmen sei hier nachdrücklich darauf hingewiesen, daß eine Kur mit Wurmfarnpräparaten nicht ohne ärztliche Überwachung und Anleitung vorgenommen werden sollte.

In der Volksmedizin wird aber auch von einer Reihe völlig ungefährlicher Anwendungsmöglichkeiten des Farnkrauts berichtet. So gilt etwa eine Bettunterlage aus getrockneten Farnwedeln unmittelbar unter dem Bettuch als wirksames Mittel gegen Hexenschuß und Rheuma. Auch eine Abkochung aus frischen Stengeln – zwei Handvoll auf einen Liter Wasser – im Badewasser kann rheumatische Beschwerden lindern. Gegen Krampfadern wird folgende Behandlung empfohlen:

Hausmittel

Kochen Sie etwa ein Pfund frische Wurzelstöcke und Blätter in drei Liter Wasser, und bereiten Sie damit Fußbäder, die so warm wie möglich sein sollen. Dieses Badewasser kann man drei Tage lang verwenden, wenn es immer wieder auf die richtige Temperatur gebracht wird.

Faulbaum *(Rhamnus frangula)*

(Buckstrauch, Faulkersch, Gichtholz, Grindholz, Hundsbeere, Stinkbaum, Vogelbeere, Zapfenholz)

Im Gegensatz zu seinem Namen ist der Faulbaum eher ein Strauch und wird etwa zwei bis drei Meter hoch. Er wächst in lichten Wäldern und Gebüschen, oft auch an Bachufern, manchmal in Parkanlagen. Die dunkelgrünen Blätter sind eiförmig. Aus den grünlichweißen Blütchen entstehen die zuerst roten, später schwarzen Früchte, die nicht zu gleicher Zeit reifen, so daß das Auftreten verschiedenfarbiger Beeren gleichzeitig am selben Strauch durchaus möglich ist.

Der heilkräftige Pflanzenteil ist die Rinde, die von den starken Ästen abgeschält und an einer sehr luftigen Stelle getrocknet wird.

Der Genuß frischer Rinde führt zum Erbrechen. Erst nach mindestens einem Jahr Lagerung, besser aber erst nach zwei Jahren ist der Rindentee ein empfehlenswertes Abführmittel, das deshalb besonders gefragt ist, weil es keinerlei Gewöhnungseffekt nach sich zieht und auch bei langem Gebrauch die Dickdarmschleimhaut nicht reizt.

Will man also chronische Verstopfung und alle sich daraus ergebenden unangenehmen Nebenerscheinungen wie Völlegefühl, Gallenflußstauung, Leberschwellung, Kopfschmerzen und Schwindelgefühle bannen, so bietet sich dieser Abführtee an:

Hausmittel

Setzen Sie einen Teelöffel zerkleinerte Faulbaumrinde mit einer Tasse Wasser kalt an, und lassen Sie das Ganze kurz aufkochen. Trinken Sie diesen Tee abends vor dem Schlafengehen, aber vermeiden Sie eine Überdosierung!

Gegen Arterienverkalkung empfiehlt es sich, die Rinde in reinem Apfelmost kurz aufzukochen und diesen Sud schluckweise zu trinken. Eine Tasse täglich genügt.

Fenchel *(Foeniculum vulgare)*

(Brotsamen, Enis, Fenikel, Fenis, Finchel)

Der Fenchel stammt aus Südeuropa und wächst bei uns nur, wenn er im Garten angebaut wird. Er wird ein bis zwei Meter hoch, hat einen glatten, runden Stengel und bläulichgrüne Fiederblätter. Die mehrstrahligen Dolden blühen hell- bis goldgelb erst im zweiten Wachstumsjahr. Als heilkräftig betrachtet man vor allem die im Herbst daraus entstehenden Samenkörner. Neben Anis und Kümmel gehören sie zu den besten erwärmenden Samen überhaupt.

Auch das ätherische Fenchelöl wird aus den Samen gewonnen. Mit Zucker verrieben ist es ein blähungshemmendes Mittel, als Zusatz zum Gurgelwasser beschleunigt es die Abheilung von Halskatarrhen, Halsschmerzen und Heiserkeit. Äußerlich läßt es sich als Bestandteil antirheumatischer Einreibungen ebenfalls bestens verwenden. Zerstoßene Fenchelsamen, mit warmer Milch gemischt, sind ein bekömmliches, nährendes Getränk für Säuglinge, die nicht gestillt werden.

Der Fencheltee – ein Teelöffel Samen auf zwei Tassen Wasser kurz aufkochen und zehn Minuten ziehen lassen – kann schon Neugeborenen zur Regulierung der Darmfunktion gegeben werden. Mit Honig gesüßter Fencheltee ist auch ein bewährtes Mittel gegen Keuchhusten und Bronchialasthma. Als eines der ältesten bekannten Heilmittel der Menschheit kam der Fenchel schon in der altchinesischen Heilkunde Jahrtausende vor unserer Zeitrechnung vor und stand dort als Augenmedizin in hohem Ansehen.

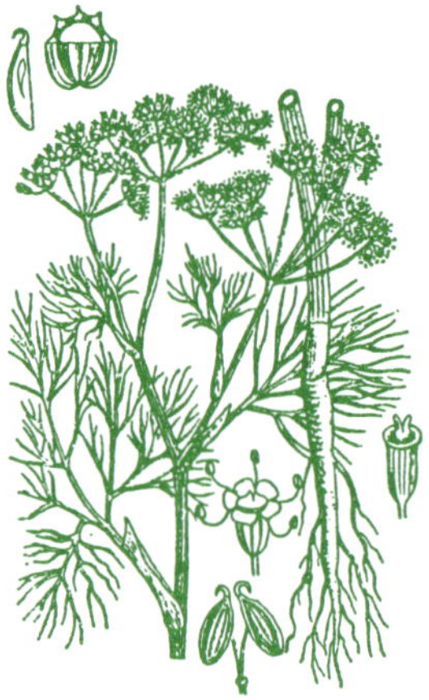

Aber auch das Kraut und die Wurzeln, die im April gesammelt werden können, sind nicht ohne Heilkraft. So lösen weichgesottene und warm aufgelegte Fenchelwurzeln den Milchstau stillender Mütter, während Wein, in dem die Fenchelwurzel gekocht wurde und den man schluckweise trinken sollte, Krämpfe behebt und Wassersucht lindert.

Fichte *(Picea excelsa)*

(Feichten, Krestling, Rottanne)

Als der am weitesten verbreitete Nadelbaum unserer Wälder ist die Fichte sicherlich jedermann bekannt. Sie kann dreißig bis fünfzig Meter hoch werden und trägt das ganze Jahr über ihre dunkelgrünen spitzen Nadeln. Ihre geflügelten Samen wachsen in den walzenförmigen hellbraunen Zapfen.

Das ganze Jahr über kann man Fichtenzweige sammeln, deren Absud ein willkommener Badezusatz bei Gicht, Rheuma und Durchblutungsstörungen ist:

> *Hausmittel*
> Kochen Sie drei Handvoll Fichtennadeln in zwei bis drei Liter Wasser zwanzig Minuten lang. Schütten Sie diesen Absud ins Badewasser, aber nehmen Sie nicht mehr als zwei Fichtennadelbäder wöchentlich.

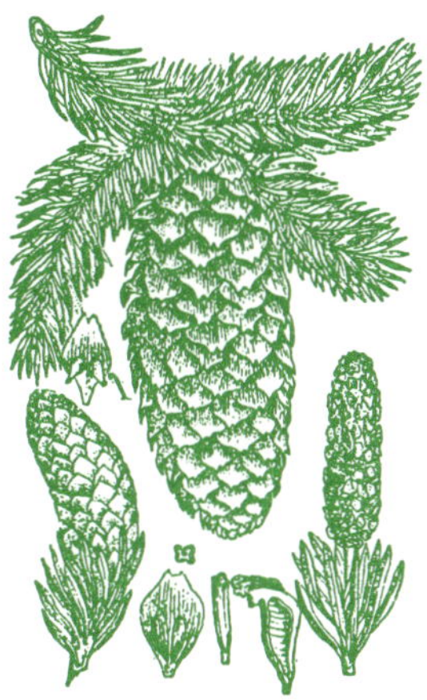

Früher war es auch üblich, im Frühjahr die jungen Knospen zu sammeln, um daraus einen Hustentee oder Hustensirup herzustellen, der längere Zeit aufbewahrt werden konnte. Da das unkontrollierte Abreißen der jungen Triebe für die Bäume schädlich ist, sollte man es keinesfalls ohne die Zustimmung des Waldbesitzers tun, um sich nicht dem Vorwurf des Flurfrevels auszusetzen. Hat man frische Triebe, die auch von anderen Nadelbäumen stammen dürfen, zur Verfügung, verfährt man folgendermaßen, um einen haltbaren Sirup zu bekommen:

> *Hausmittel*
> Füllen Sie schichtweise junge Triebe und Zucker (Rohzucker) in ein Glas, stellen Sie es vier bis sechs Wochen in die Sonne, filtern Sie die Flüssigkeit, und füllen Sie sie frisch ab. Man nimmt ein bis zwei Teelöffel täglich, bei akuten Atemwegserkrankungen etwas mehr.

Es läßt sich auch ein heilkräftiger Tee aus den Trieben herstellen, vorausgesetzt, daß sie wirklich in frischem Zustand verarbeitet werden:

> *Hausmittel*
> Brühen Sie zwei Teelöffel frische Triebe mit einer Tasse kochendem Wasser auf, lassen Sie das Ganze einige Minuten ziehen, seihen Sie die Flüssigkeit ab, und süßen Sie mit Honig.

Bei Bronchitits, Frühjahrsmüdigkeit, Lungenverschleimung, Zahnfleischbluten, Rheuma, Ausschlägen, Blasenkatarrh und bei grippalen Erkrankungen trinken Sie täglich ein bis zwei Tassen von diesem Tee, aber nicht länger als eine Woche. Trinken Sie den Tee nicht am Abend, da er ein ausgesprochener Muntermacher ist und den Schlaf vertreibt.

Flachs *(Linum usitatissimum)*

(Lein, Glix, Haarlinsen)

Der Flachs oder Lein ist eine der ältesten Kulturpflanzen der Menschheit. Er stammt vermutlich aus dem Orient, aber schon die Pfahlbauern der Steinzeit verwendeten ihn auch in Europa. Im

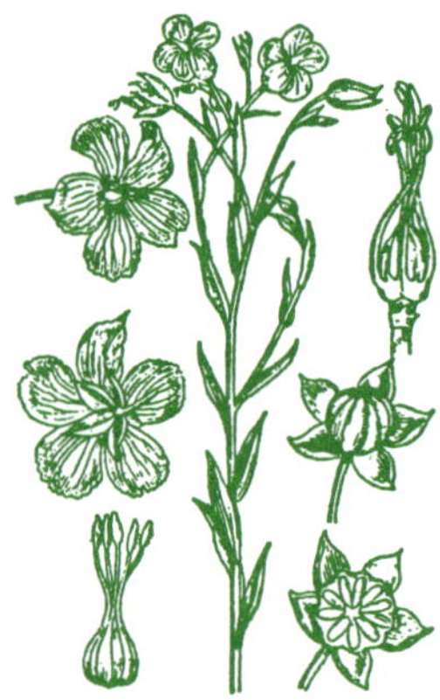

vorchristlichen Ägypten gab es ausgedehnte Flachsfelder, und Bibelkenner werden sich vielleicht erinnern, daß eine Flachsmißernte als eine der »Sieben Plagen« Ägyptens angeführt wird.

Im heutigen Mitteleuropa wird er, außer im höhergelegenen Alpengebiet, fast überall angebaut, da er an den Boden wenig Ansprüche stellt und nur gegen große Nässe empfindlich ist.

Die Pflanze wird etwas über einen halben Meter hoch und blüht leuchtend blau. Die Fruchtschoten enthalten acht bis zehn braune, glatte Samenkörner, aus denen sich Leinöl gewinnen läßt. Die Leinsamen, mit etwas Flüssigkeit oder Brei genommen, vermehren durch ihr Quellvermögen die Masse des Darminhalts und fördern auf diese Weise die Darmbewegung. Bei der Verwendung zerquetschter Samen kommt auch noch das als Gleitmittel wirkende Öl zum Einsatz, das den Effekt dieses langsam, aber sicher wirkenden Abführmittels verstärkt.

Äußerlich angewendet werden Leinsamen als Auflagen oder Umschläge bei Entzündungen, eitrigen Wunden, Geschwüren, Quetschungen und Koliken:

Hausmittel

Füllen Sie Leinsamen in ein Leinensäckchen, hängen Sie dieses zehn bis zwölf Minuten in sehr heißes Wasser, und legen Sie es heiß auf. Sie können dieselbe Auflage mehrmals aufwärmen und wiederverwenden.

Da die Gewinnung des ebenfalls sehr heilkräftigen Leinöls die häuslichen Möglichkeiten übersteigt, besorgt man es besser in der Apotheke oder Drogerie. Die regelmäßige Tagesdosis von ein bis drei Eßlöffeln beeinflußt Magen- und Darmgeschwüre sehr günstig und lindert Koliken und Mastdarmentzündung. Außerdem hat die im Leinöl enthaltene Linolsäure die Eigenschaft, Blutgerinnsel in den Venen und Arterien weitgehend zu verhindern.

Äußerlich kann man das heilsame Öl bei Brandwunden, Hautschrunden, Hämorrhoiden und Gürtelrose zwei bis dreimal täglich auftragen.

Flechte *(Cetraria islandica)*

(Isländisches Moos, Lungenmoos, Fiebermoos, Hirschhornflechte, Purgiermoos, Islandflechte)

Die Namen »Isländisches Moos« und »Islandflechte« treffen bei dieser Pflanze nur sehr bedingt zu, da sie auch in unseren Breitengraden im Gebirge sehr häufig zu finden ist. Sie wächst in Bergwäldern sogar noch oberhalb der Waldgrenze auf eher sauren Böden. Die Einsammlung des oliv- bis graugrünen Pflänzchens, das nur etwa zehn Zentimeter hoch wird, kann das ganze Jahr über erfolgen.

Während des Trockenvorgangs sollte das Sammelgut nicht zu lange grellem Licht ausgesetzt werden. Im rohen Zustand ist die Flechte wegen des starken Bitterstoffes der enthaltenen Cetrarsäure ungenießbar. Beim Kochen wird die Cetrarsäure zerstört, dagegen bleiben die Schleimstoffe und eine Reihe anderer Wirkstoffe erhalten, die den Flechtentee zu einem Stopfmittel bei Durchfällen und zu einer wirksamen Hilfe bei Husten und Heiserkeit machen. Sogar eine milde antibiotische Kraft wird der Flechte zugeschrieben, wodurch sie bei fieberhaften Infekten erfolgversprechend angewendet werden kann.

Die bevorzugte Zubereitungsform für den häuslichen Gebrauch ist die Abkochung:

Hausmittel

Gießen Sie einen Teelöffel zerkleinerte Flechte mit einer Tasse siedendem Wasser auf, und lassen Sie das Ganze noch längere Zeit weiterkochen, eventuell unter Nachgießen von etwas Wasser. Eine Tagesmenge von zwei bis drei Tassen ist zulässig.

In der Apotheke erhalten Sie Isländisches Moos außerdem als Gallerte oder als Tinktur.

Frauenmantel *(Alchemilla vulgaris)*

(Marienmantel, Marienkraut, Löwenfußkraut, Muttergottesmantel, Sintau, Taumantel, Tauschüsserl, Weiberkittel, Frauenhilf)

Auf feuchten Wiesen, an Wald- und Bachrändern und in Gebüschen gedeiht der Frauenmantel, der auf seinen dreißig Zentimeter hohen Stengeln Trugdolden kleiner gelbgrüner Blüten hervorbringt. Die bodenständigen Blätter sind rundlich und sieben- bis neunlappig, der Wurzelstock ist verholzt.

Gesammelt wird das blühende Kraut von Mai bis August, die Trocknung ist unproblematisch.

Als Tee, im Aufguß hergestellt, gilt der Frauenmantel als vorzügliches Wundheilmittel, sowohl äußerlich als auch innerlich. Nicht weniger bekannt ist die ihm zugeschriebene Heilwirkung bei vielen

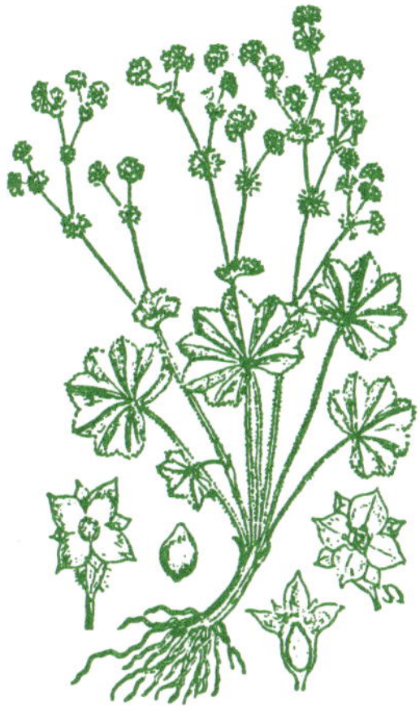

Frauenleiden, beispielsweise bei nichtinfektiösem Weißfluß, Unterleibsschmerzen und unregelmäßiger Menstruation. Auch als geburtsförderndes und -erleichterndes Kraut wird er gelobt. Die von der Volksheilkunde ebenfalls vorgeschlagene Anwendung bei Zukkerkrankheit wurde nach der Untersuchung der enthaltenen Wirkstoffe allerdings bisher nicht bestätigt.

Das folgende Kräuterbad lindert Frauenleiden, verschönert die Haut und trägt zur Heilung von Wunden und Geschwüren bei:

> *Hausmittel*
>
> Mischen Sie je 50 Gramm Frauenmantel, Eichenrinde, Zinnkraut und Haferstroh. Kochen Sie diese Kräuter in fünf Liter Wasser kurz auf, und lassen Sie sie zehn Minuten ziehen. Gießen Sie dann die Flüssigkeit in ein *Sitzbad*, und suchen Sie nach dem Bad das vorgewärmte Bett auf.

Gänseblümchen *(Bellis perennis)*

(Maßliebchen, Tausendschönchen, Augenblümchen, Gänseliesel, Rekrutenröserl, Zeitlosenkraut)

Kaum eine Wiese oder ein Stück Gras, auf dem diese genügsame, zierliche Pflanze nicht Wurzel fassen könnte. Knapp über dem Boden bildet sie eine Rosette länglich-ovaler Blätter, in deren Mitte sich der Blütenstengel drei bis zwölf Zentimeter hoch erhebt. Er trägt eine weiße, manchmal rot angehauchte Blüte mit einem gelben Mittelpolster.

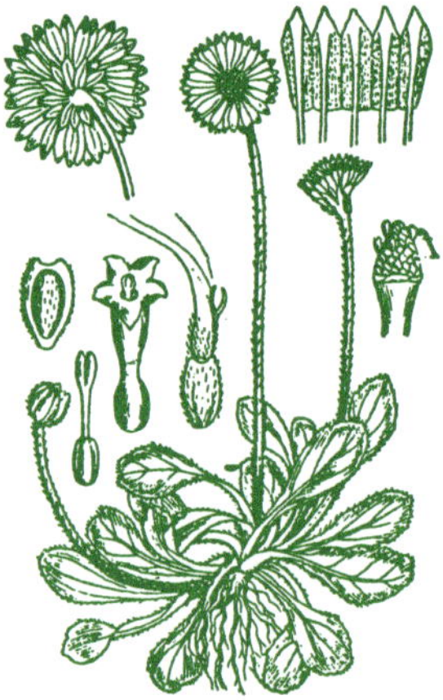

Als eine der am frühesten im Jahr blühenden Pflanzen eignet sich das anmutige Gänseblümchen besonders gut als Zutat zu einer Frühlingskur in Form von Salat oder frischgepreßtem Saft, wobei letzterer täglich frisch bereitet und 1:1 mit Wasser verdünnt werden sollte.

Der Gänseblümchentee (ein bis zwei Teelöffel des blühenden Krautes mit einer Tasse heißem Wasser aufbrühen) lindert Erkältungskrankheiten, Schleimhautkatarrhe, Kolikschmerzen, Leberstörung und Blasenleiden.

Überdies ist das Gänseblümchen nicht nur ein echtes Wundkraut, sondern als Salbe ein bewährtes Hausmittel gegen Gliederschmerzen:

Hausmittel

Zerstoßen Sie zwei gehäufte Eßlöffel frischer Gänseblümchenblätter und einen Löffel Käsepappelblätter. Dann erhitzen Sie fünfzig Gramm frische Butter und lassen die Kräuter darin gut brutzeln. Das noch heiße Fett seihen Sie durch ein Tuch direkt in das Töpfchen, das für die Aufbewahrung der Salbe vorgesehen ist. Damit reiben Sie die schmerzenden Glieder zwei bis dreimal täglich gut ein.

Giersch *(Aegopodium podagraria)*

(Geißfuß, Gichtkraut, Zipperleinkraut)

In Gebüschen, Hecken und an anderen schattigen, feuchten Stellen sprießt der Giersch bis zu einem Meter hoch.

Auf den kräftigen Stengeln trägt er lanzettenförmige Blätter und große vielstrahlige Blütendolden. Verwendet werden nur die Blätter. Man pflückt sie, solange sie jung und frisch sind, im April und Mai.

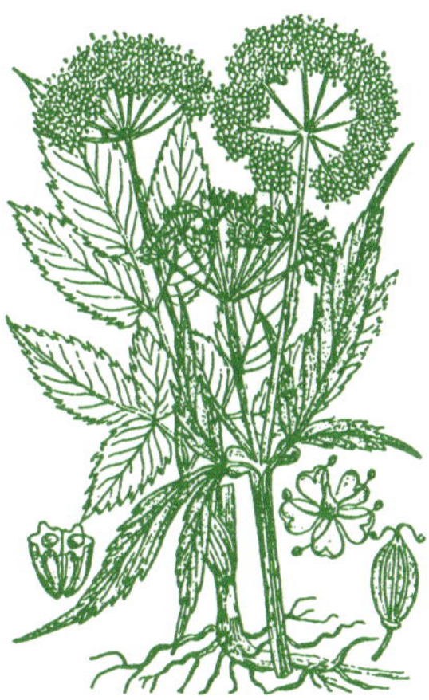

Obwohl die chemischen Untersuchungen der Pflanze keine genauen Anhaltspunkte für die Wirkungsweise geliefert haben, wird in vielen alten Kräuterbüchern der Giersch zum Auflegen bei Podagra und Gicht allgemein empfohlen. Das kommt auch in dem botanischen Namen »Aegopodium podagraria« zum Ausdruck. Man soll dafür frische, zerquetschte Blätter benützen.

Auch der Aufguß, als Tee getrunken, soll rheumatische Beschwerden und Ischias erleichtern:

Hausmittel

Gießen Sie zwei Teelöffel der geschnittenen jungen Blätter mit einer Tasse siedendem Wasser auf, lassen Sie sie zehn Minuten ziehen. Damit steht Ihnen die empfohlene Tagesmenge zur Verfügung.

Ginster *(Genista)*

Es gibt einige verschiedene Ginsterarten, die sich in ihren charakteristischen Eigenschaften und Anwendungsmöglichkeiten aber kaum unterscheiden. Die bekannteste und am weitesten verbreitete Art heißt Färberginster (Genista tinctoria). Er wächst auf trockenen Wiesen und an Waldrändern und wird etwa einen halben Meter hoch. Mit seinem harten, holzigen Stengel, aus dem die länglichen Blätter sprießen, macht er den Eindruck eines kleinen Strauchs. Im Juni und Juli leuchten die goldgelben Blütentrauben, so daß man sie schon von weitem sieht.

In diesen Monaten empfiehlt es sich, das blühende Kraut zu ernten und zu trocknen, wenn man ein Mittel gegen niedrigen Blutdruck zur Hand haben will, das auch leicht abführend und harntreibend wirkt und den Kreislauf anregt:

> *Hausmittel*
> Überbrühen Sie zwei Teelöffel zerkleinerte Ginsterzweiglein mit einer Tasse kochendem Wasser. Kurz ziehen lassen. Trinken Sie schluckweise nicht mehr als zwei Tassen täglich.

Achtung: Bei hohem Blutdruck dürfen Sie diesen Tee nicht zu sich nehmen!

Aus der alten Volksmedizin wird berichtet, daß Ginster, in Wein gesotten, als Mittel gegen Grieß- und Steinleiden geholfen haben soll und daß sogar Schrumpfnieren damit behandelt wurden. Wenn auch die wissenschaftliche Analyse diese Behauptung nicht belegen konnte, schadet es sicherlich nicht, wenn Menschen mit Neigung zur Steinbildung Ginstertee trinken.

Goldrute *(Solidago virgaurea)*

(Goldraute, Güldenwundkraut, Heidnisch-Wundkraut)

Bis zu einem Meter Höhe kann der aufrechte, flaumhaarige Stengel in lichten trockenen Wäldern oder auf Kahlschlägen emporwachsen.

Zwischen den lanzettenartigen, nach oben immer kleiner werdenden Blättern stehen von Juli bis September die goldgelben Blütenkörbchen. Als Sammel- und Heilgut gilt der obere Teil der blühenden Pflanze.

Im frischen Zustand stellen die aufgelegten Blätter ein gutes Mittel zum Kühlen von Insektenstichen dar. Auch schlecht heilende Wunden lassen sich auf diese Art behandeln.

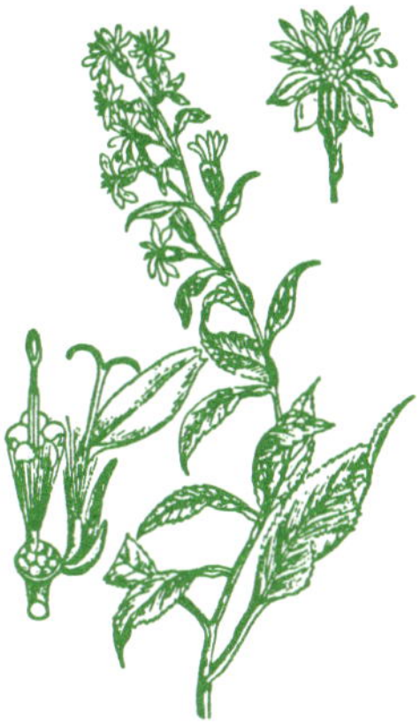

Der Tee kann ebenfalls äußerlich angewendet werden, denn er beeinflußt chronische Hautleiden, Ausschläge und Geschwüre günstig. Da bei äußerlicher Anwendung die Konzentration höher sein darf, wird man hier zur besseren Wirkung eine Abkochung vornehmen:

> *Hausmittel*
> Nehmen Sie einen Eßlöffel des fein zerkleinerten Goldrutenkrautes, und kochen Sie es kurz mit einem Achtelliter Wasser. Lassen Sie die Abkochung fünf Minuten ziehen.

Innerlich angewendet hat Goldrutentee eine harntreibende und gleichzeitig leicht stopfende Wirkung. Überdies reinigt er das Blut und lindert auf diese Weise Gelenkentzündungen:

> *Hausmittel*
> Überbrühen Sie zwei Teelöffel zerkleinertes Kraut oder blühende Sproßspitzen mit einer Tasse kochendem Wasser, und lassen Sie es drei bis fünf Minuten ziehen, bevor Sie es abseihen. Trinken Sie morgens und abends je eine Tasse.

Hauhechel *(Ononis)*

Für Heilzwecke findet neben verschiedenen dornenlosen Arten vor allem die Dornige Hauhechel (Ononis spinosa) Verwendung. Die nicht immer schmeichelhaften Namen (wie etwa »Weiberzorn«), mit denen diese Pflanze bedacht wurde, rühren vielleicht daher, daß der etwa einen halben Meter hohe Halbstrauch einen unangenehmen Geruch verströmt und die Stengel tückische Dornen tragen. Die Blätter sind dreizählig und haben flügelartige Nebenblättchen. In den Blattachseln stehen rosarote Schmetterlingsblüten, die Trauben bilden. Gesammelt werden im Frühling und Herbst die Wurzeln, von Juli bis September die blühenden Zweigspitzen. Passen Sie dabei auf, daß Sie sich nicht an den spitzen Dornen verletzen, da diese Wunden schmerzhaft sind und schwer heilen.

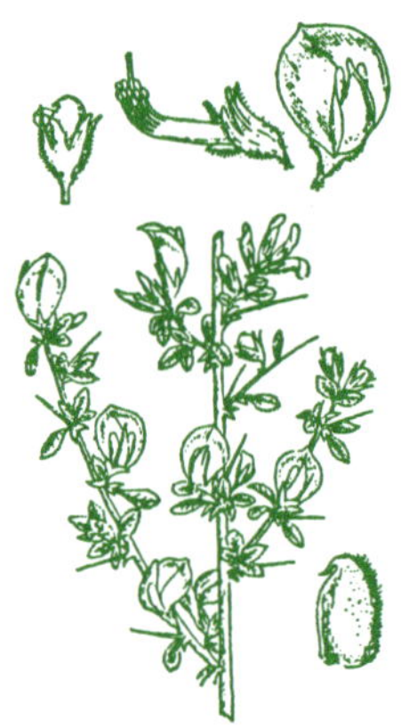

Die Wurzel der Hauhechel ist ein sehr gutes harntreibendes Mittel, das der Neigung zur Harnsäurebildung und der damit verbundenen Grieß- und Steinbildung entgegenwirkt. Auch Wasseransammlungen in den Geweben werden abgeleitet, Blasenkatarrh, Gicht und Rheuma merklich gelindert. Der Tee kann als Aufguß – dreißig Gramm Blüten und Wurzeln für einen Viertelliter Wasser – zubereitet oder kalt angesetzt werden:

Hausmittel

Setzen Sie zwei Teelöffel der kleingeschnittenen Wurzel mit einer Tasse Wasser kalt an, und lassen Sie das Ganze acht Stunden stehen. Kurz aufkochen und sofort abseihen, nicht süßen.

Die Volksmedizin empfiehlt außerdem, die Wurzel in Essig zu kochen. Dieser Absud, warm im Mund gehalten, soll Zahnschmerzen lindern und, als Einreibung, Waden- und Fingerkrämpfe lösen.

Hauswurz *(Sempervivum tectorum)*

(Dachwurz, Donnerkraut, Hauslauch, Wetterwurz, Zittrichkraut)

Ursprünglich war die Hauswurz eine südeuropäische Felsenpflanze. Wegen ihrer heilenden Kräfte im achten Jahrhundert nach Mitteleuropa gebracht, ist die kugelige Blattrosette nun in ganz Europa zu finden. Im Sommer erhebt sich der kräftige zehn bis dreißig Zentimeter hohe Stengel, der die doldenartigen rosaroten Blüten trägt. Manche Abarten blühen allerdings gelb bis rotviolett.

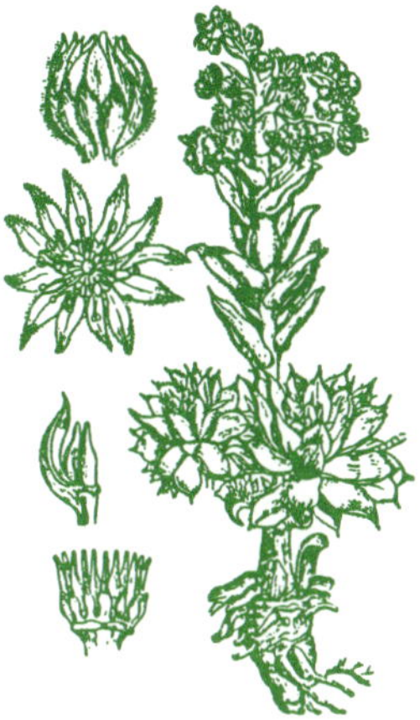

Schon im Altertum und im Mittelalter stand die Pflanze (heute teilweise geschützt!) als Heilmittel in hohem Ansehen. Man verwendet ausschließlich die frischen Blätter, die zerquetscht werden und als Auflagen bei Entzündungen, Geschwüren und Brandwunden dienen. Der reine Saft, der sich aus den Blättern pressen läßt, hat die gleichen Eigenschaften. Darüber hinaus kann man mit dem Saft Hühneraugen und Sommersprossen beseitigen und, wenn man ihn vorsichtig ins Ohr träufelt, verhärtetes Ohrenschmalz auflösen. Als fiebersenkend gilt das folgende Getränk:

> *Hausmittel*
> Legen Sie zwei Hauswurzblätter in ein Glas Wasser, und lassen Sie es eine halbe Stunde stehen. Dann können Sie das durstlöschende und kühlende Getränk schluckweise trinken.

Eine Hauswurzsalbe stellen Sie her, indem Sie in fünfzig Gramm warmem, flüssigem Schweinefett drei Eßlöffel Blättersaft verrühren, das Ganze in ein Glas- oder Porzellantöpfchen füllen, es auskühlen lassen und gut verschließen. Diese Salbe, die Quetschungen, Wunden, Verbrennungen, Entzündungen und Insektenstiche heilt, hält sich etwa ein Jahr.

Heckenrose *(Rosa canina)*

(Hundsrose, Rosendorn, Hagebutte, Hagrose, Wildrose)

Im Juni und Juli blüht die Heckenrose und erfreut das Auge des Waldspaziergängers. Doch auch im Herbst ist der bis zu drei Meter hohe Strauch nicht zu verfehlen, denn er trägt leuchtendrote

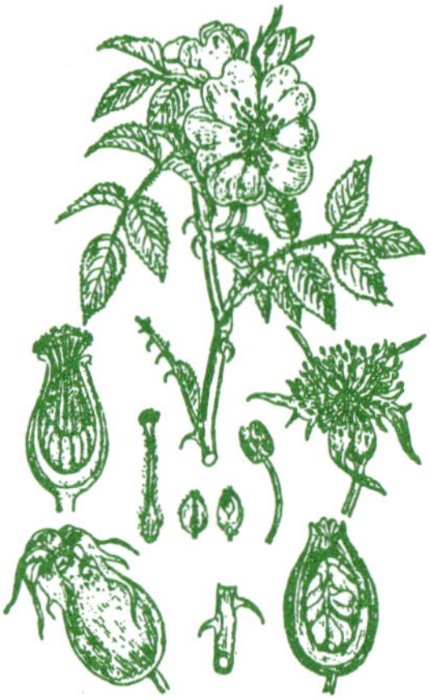

Früchte: die Hagebutten. Sie sind sehr hochwertige Vitamin-C-Träger, und die vielfältigen Zubereitungen der Hagebutten als Marmelade, Mark, Wein, Likör oder Tee sind nicht nur wohlschmeckend, sondern auch besonders heilkräftig. Was diese Früchte so überaus wertvoll macht, ist die Tatsache, daß ihr Vitamin-C-Gehalt durch Kochen kaum leidet. Nur durch lange Lagerung vermindert sich das Vitamin, so daß man darauf achten sollte, nicht mehr zu konservieren, als man etwa im Laufe eines Jahres verbrauchen wird.

Der Hagebuttentee ist aber nicht nur ein Vitaminspender erster Güte, sondern auch ein bewährtes harntreibendes Mittel, das bei Nieren- und Blasenerkrankungen empfohlen wird und durch seine blutreinigende Kraft bei Gicht und Rheuma Besserung verspricht. Ungesüßt getrunken soll er gut für Zuckerkranke sein.

Eine Spezialität aus Großmutters Küche ist der Hagebuttenwein:

Hausmittel

Sie brauchen dazu drei Liter Hagebutten, zwei Kilo Zucker und vier Liter abgekochtes Wasser. Aus Wasser und Zucker bereiten Sie eine Zuckerlösung, die Sie über die entstielten und halbierten Hagebutten gießen. Verschließen Sie das Gefäß mit einem luftdurchlässigen Leinentüchlein, und überlassen Sie es an warmer Stelle der Gärung. Sobald dieser Vorgang abgeschlossen ist, können Sie den Wein filtern und in Flaschen füllen, die Sie gut verkorkt in einem kühlen Keller aufbewahren sollten.

Hagebuttentee läßt sich sowohl aus den ganzen Früchten wie auch aus den Kernen allein zubereiten. Beide Variationen üben einen sehr günstigen Einfluß bei Blasen- und Nierenerkrankungen aus, was auf die harntreibende Wirkung zurückzuführen ist.

Hausmittel

Für einen Aufguß nimmt man vor allem die Schalen, die getrocknet und zerkleinert sein sollten. Übergießen Sie ein bis zwei Teelöffel mit einem Viertelliter kochendem Wasser, und lassen Sie den Tee zehn Minuten ziehen.

Gegen Blasen- und Nierengrieß erwähnt die Volksmedizin folgendes Rezept:

Hausmittel

Stellen Sie aus den Kernen der Hagebutte durch Zermahlen oder Zerreiben ein Pulver her. Davon nehmen Sie zwei Gramm, die Sie mit einem Viertelliter Wasser bis auf die Hälfte einkochen lassen. Das ergibt die Tagesmenge. Die Länge der Kur sollten Sie sich von Ihrem Arzt vorschreiben lassen.

Hederichkraut *(Sisymbrium officinale)*

(Wegrauke, Raukensenf, Raukenkraut, Sängerkraut)

Als lästiges »Unkraut« steht das Hederichkraut häufig an Wegrändern, auf Schutthalden oder im Ödland. Der lange, oft über einen halben Meter hoch wachsende, stark verzweigte Stengel trägt gefiederte Blätter, die zuweilen bis ins Violette verfärbt sind. Die endständigen Kreuzblüten sind gelb und stehen in aufrechten Trauben. Diese Blüten sowie die oberen Teile der Pflanze werden ge-

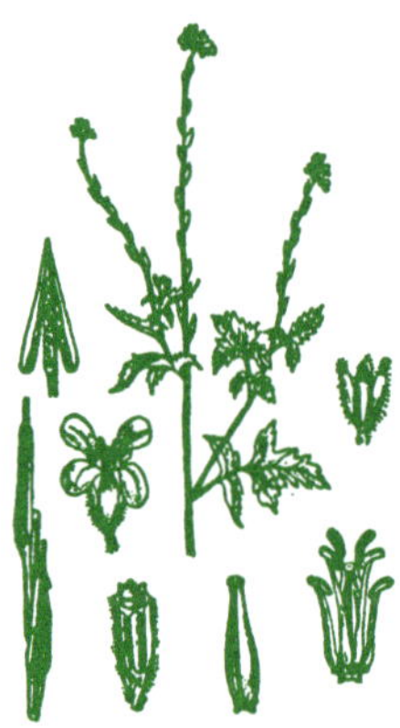

sammelt. Blütezeit: Mai bis September. Durch ihre senfhaltigen ätherischen Öle galt sie früher als bewährtes Mittel gegen Hals- und Brustleiden, was ihr in Frankreich den Beinamen »Sängerkraut« eintrug. Die Sänger, so hört man, hätten vor dem Auftritt und in den Pausen Tee aus Hederichkraut zu sich genommen.

Hausmittel

Ein Teelöffel des getrockneten Krauts wird mit einer Tasse Wasser aufgegossen, vier bis fünf Minuten ziehen gelassen und schluckweise getrunken.

Bei allen Katarrhen der Atmungs- und Sprechorgane wirkt dieser Tee entkrampfend, schleimlösend und beruhigend. Er kann allenfalls mit Honig gesüßt werden.

Heidekraut *(Calluna vulgaris)*

(Erika, Besenheide, Brandheide)

In trockenen Waldgebieten, vor allem natürlich auf der Heide, ist der Boden mit diesem rosa blühenden immergrünen Zwergstrauch überzogen. Die kurzgestielten Blütchen stehen im August und September an den Zweigspitzen. Man sammelt die Pflanze zur Blütezeit – nicht nur weil sie einen hübschen Strauß für die Blumenvase abgibt, sondern wegen ihrer schweiß- und harntreibenden Wirkung, die bei mancherlei Beschwerden willkommene Erleichterung verschaffen kann. Dieser Effekt ist vor allem auf die in diesen Blüten reichlich enthaltenen Flavone zurückzuführen, die außerdem herzstärkend und leicht blutdrucksteigernd sind und die Gallentätigkeit anregen. Sie werden durch kurzes Aufkochen nicht zerstört:

Hausmittel

Kochen Sie vier Teelöffel der blühenden Sprossen mit einem Viertelliter Wasser kurz auf, und lassen Sie den Tee drei Minuten ziehen. Dieses Quantum entspricht etwa einer Tagesmenge.

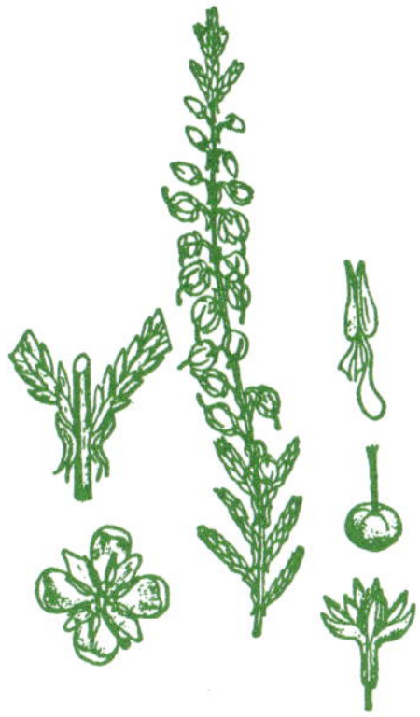

Dieser Tee kann auch als Rheumamittel genommen werden. Bei dieser Krankheit läßt sich die innere Anwendung durch eine äußerliche in Form von Bädern ergänzen:

Hausmittel

Kochen Sie fünf Handvoll Kraut mit zwei Liter Wasser kurz auf, und lassen Sie es drei Minuten ziehen, bevor Sie diesen Absud ins Badewasser schütten. Nehmen Sie aber nicht mehr als zwei Bäder in der Woche.

Heidelbeere *(Vaccinium myrtillus)* **VERGIFTUNG MÖGLICH!**

(Blaubeere, Schwarzbeere, Bickbeere, Schwarze Besinge, Mehlbeere, Moosbeere)

Es gibt wohl kaum einen Spaziergänger, der sich noch nicht auf einem spätsommerlichen Streifzug durch Wald und Flur zu diesem zwanzig bis dreißig Zentimeter niedrigen Halbstrauch gebückt und die dunkelblauen Früchte gesammelt hätte!

Die Heidelbeere ist fast geruchlos, hat aber einen feinen, herbsüßen Wohlgeschmack, der sie sowohl für den Rohgenuß empfiehlt als auch für die Verarbeitung zu verschiedenen Desserts oder Marmelade.

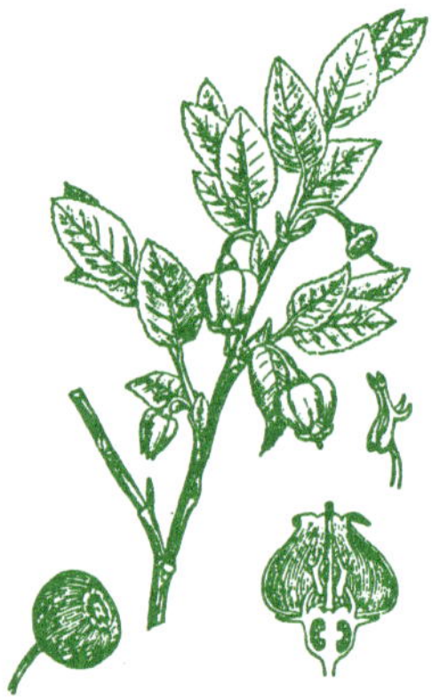

Als sympathisches Hausmittel gegen Durchfälle vermengt man die frischen Blaubeeren am besten mit geriebenem Apfel. Allerdings spricht nicht jeder Organismus auf diese Methode an. Sicherer als die frischen Beeren wirken die getrockneten. Deshalb wäre es vorteilhaft, in jeder Hausapotheke einen Vorrat getrockneter Heidelbeeren anzulegen.

Mehr noch als die Beeren finden die Heidelbeerblätter Verwendung in der Volksmedizin. So wird beispielsweise berichtet, daß der Tee von Heidelbeerblättern, die das Myrtillin enthalten, eine wertvolle Unterstützung jeder Diabetestherapie darstellt, ohne natürlich die anderen Behandlungsmaßnahmen oder die Diät – für Diabetiker von unerläßlicher Wichtigkeit – zu ersetzen:

> *Hausmittel*
> Überbrühen Sie einen Eßlöffel gut getrockneter, zerkleinerter Blätter mit einer Tasse siedendem Wasser. Nach etwa zehn Minuten seihen Sie den Tee ab und trinken ihn schluckweise und ungesüßt. Die Menge von zwei bis drei Tassen kann über den Tag verteilt werden, doch sollte man etwa eine Stunde vor und nach den Mahlzeiten mit dem Trinken aussetzen.

Wichtig für die Heilwirkung der Heidelbeerblätter ist allerdings die Tatsache, daß sie *vor* der Fruchtreife gesammelt werden, da sonst der Wirkstoff nicht mehr vorhanden ist. Bei Zuckerkrankheit ist es aber auch vorteilhaft, den reinen Heidelbeerblättertee gelegentlich durch eine Teemischung abzulösen:

> *Hausmittel*
> Mischen Sie zu gleichen Teilen Heidelbeerblätter, Brennesselblätter und Brombeerblätter, und verwenden Sie einen Teelöffel dieser Mischung pro Tasse Wasser im Aufguß.

Der sogenannte »Heidelbeergeist«, der nach Aussage alpenländischer Schnapsbrenner »Koliken lindert und den Unterleib wärmt«, wird gewonnen, indem man vier Handvoll Heidelbeeren mit einem Liter Kornbranntwein zwei bis drei Wochen ansetzt und die gefilterte Flüssigkeit anschließend in Flaschen füllt.

Herzgespann *(Leonurus cardiaca)*

(Bärenschweif, Löwenschwanz, Wolfskraut, Wolfstrapp)

Auf stickstoffreichem Boden, an Wegrändern und Zäunen, im Schutt und auf Ödland gedeiht diese wenig anziehende, aber mild heilwirksame Pflanze. Sie wird bis zu einem Meter hoch, hat kreuzweise gegenständige, grob gezahnte Blätter und bildet in den oberen Blattachseln rosarote Lippenblüten aus, die nicht besonders angenehm riechen. Um ein herzstärkendes Hausmittel zu gewinnen, das wegen seiner beruhigenden Eigenschaften vor allem bei nervösen Herzstörungen Anwendung findet, sammelt man die oberen Pflanzenteile, die man entweder frisch verwendet oder im Schatten trocknet. So können sie zu einem Pulver verarbeitet werden, das allerdings sehr sorgfältig dosiert werden sollte: nur ein Gramm dreimal täglich!

Da in älteren Lehrbüchern der Volksheilkunde das Herzgespann vor allem als Magenmittel erwähnt ist, das auch gegen Blähungen helfen sollte, liegt die Annahme nahe, daß die Linderung von Atemnot und Herzklopfen vor allem auf die Verminderung des

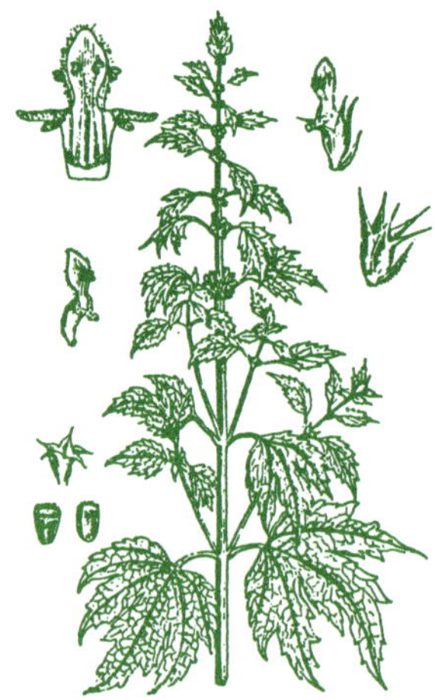

Zwerchfellhochstandes zurückzuführen ist. Unbestritten ist jedenfalls die Tatsache, daß die Pflanze krampflösend, harntreibend und menstruationsfördernd wirkt. Gute Ergebnisse werden dabei mit dem kalten Ansatz erzielt:

Hausmittel

Nehmen Sie zwei Eßlöffel zerkleinerte frische Blätter oder Sproßspitzen, und setzen Sie sie mit zwei Tassen kaltem Wasser an. Lassen Sie diesen Ansatz acht bis zehn Stunden stehen, seihen Sie ihn ab und trinken Sie diese Menge im Laufe eines Tages lauwarm, ungesüßt und schluckweise.

Als vielseitiger Mischtee, der besonders gegen nervöses Herzklopfen zu empfehlen ist, wird das folgende Rezept empfohlen:

Hausmittel

Mischen Sie je zwei Teile Herzgespann, Baldrian, Rosmarin und Wacholder mit je einem Teil Faulbaumrinde und Gänsefingerkraut. Setzen Sie einen Eßlöffel dieser Mischung mit einer Tasse Wasser kalt an, kochen Sie das Ganze kurz auf, und seihen Sie es ab. Trinken Sie die ausgekühlte Flüssigkeit nach Bedarf, aber nicht mehr als zwei Tassen täglich.

Himbeerstrauch *(Rubus idaeus)*

(Ambas, Hendelbeere, Hohlbeere, Mollbeere, Waldbeere)

Daß dieser Strauch auf Waldlichtungen und an sonnigen Waldrändern zwei bis drei Meter hoch werden kann, bemerkt man kaum, denn die Zweige sind nicht kräftig genug, um ihr eigenes Gewicht aufrecht zu tragen. Die im Juli und August reifenden aromatischen Früchte sind durch ihre rote Farbe leicht zu erkennen, wegen der dornigen Stengel und Ästchen jedoch schwierig zu sammeln. Während die wohlschmeckenden Beeren über die Heilkunde hinaus als Vitamin-C-haltige Saftspender und als Rohmaterial für Marmeladen und Nachspeisen beliebt sind, schreibt man den Himbeerblättern und den blühenden Triebspitzen einen günstigen Einfluß auf die Geburtswehen zu:

Hausmittel

Sie nehmen ein bis zwei Teelöffel zerkleinerte getrocknete Blätter, gießen diese Menge mit einer Tasse siedendem Wasser auf und lassen das Ganze drei Minuten ziehen. Man trinkt bei Bedarf davon etwa zwei Tassen.

Der aus frischen Himbeeren gepreßte Saft gilt als bewährter Durstlöscher bei fieberhaften Erkrankungen, wobei er auch eine fiebersenkende Eigenschaft zu besitzen scheint. Durch vorsichtiges Einkochen des ausgepreßten Saftes erhält man den köstlichen Himbeersirup; das richtige Mengenverhältnis ist hierbei sieben Teile Saft auf zehn Teile Zucker. Nur so erübrigt sich das lange Kochen.

Eine spezielle Zubereitungsart liefert ebenfalls ein wohltuendes und stärkendes Mittel für fiebernde Kranke:

Hausmittel

Mischen Sie ein Teil Himbeersirup mit zwei Teilen Obst- oder Apfelessig, und verdünnen Sie diese Mischung mit lauwarmem Wasser nach Geschmack. Unverdünnt ist dieser Himbeeressig ein ideales Gurgelmittel bei Halsentzündung.

Hirtentäschel *(Capsella bursa-pastoris)*

(Beutelschneider, Blutkraut, Herzelkraut, Täschelkraut)

Aus den rosettenbildenden, grundständigen Blättern erhebt sich ein fünfzehn bis vierzig Zentimeter hoher Stengel, der schmale Blättchen und in einer Trugdolde die weißen Blüten trägt. Aus letzteren entstehen die Früchte, der die Pflanze ihren Namen ver-

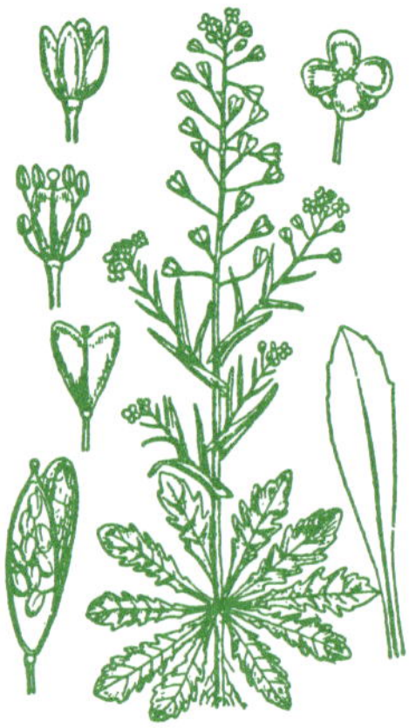

dankt: kleine herzförmige Schoten. Obwohl das Hirtentäschel stark gedüngte Böden bevorzugt, ist es in ganz Europa auf Wiesen, Weiden, Feldern, aber auch im Brachland und auf Schutthalden zu finden. Als heilwirksames Mittel findet die blühende Pflanze in frischem oder getrocknetem Zustand Verwendung (Sammelzeit: Sommer und Herbst). Sie wirkt in erster Linie gefäßverengend und -verdichtend und eignet sich daher als Mittel zur Blutstillung. Das gilt sowohl für die äußerliche Anwendung bei stark blutenden Wunden, auf die man zerquetschtes Kraut legen soll, wie auch für die Einnahme von Tee bei inneren Blutungen aus Magen, Darm, Lunge oder Gebärmutter. Nach dem Zahnziehen kann man den Tee als Mundspülmittel verwenden. Überdies normalisiert Hirtentäscheltee zu hohen Blutdruck ebenso wie zu niedrigen. Damit ist das Hirtentäschel eine wertvolle Hilfe bei der Bekämpfung eines modernen Übels: der Kreislaufschwäche.

Hausmittel
Wenn Sie die Tagesmenge in einem Arbeitsgang bereiten wollen, nehmen Sie vier Teelöffel getrocknetes oder zwei Teelöffel frisches Kraut, das Sie mit zwei Tassen kochendem Wasser aufgießen. Lassen Sie den Aufguß drei Minuten ziehen, und trinken Sie den Tee ungesüßt, lauwarm (Thermosflasche!) im Laufe des Tages.

Da die Wirkstoffe des Hirtentäschels unter gewissen Voraussetzungen die Muskeltätigkeit stimulieren, reiht die Volksmedizin die Pflanze unter die wehenfördernden Mittel ein. Eine ähnliche Beeinflussung erfährt auch die Darmmuskulatur, so daß bei erschlaffter oder träger Darmbewegung dem Hirtentäschel eine stuhlgangfördernde Rolle zukommt. Als Vorbeugung bei voraussichtlich zu starker Monatsblutung wird den Frauen geraten, etwa eine Woche vor Eintreten der Regel ein bis zwei Tassen Tee schluckweise über den Tag verteilt zu trinken. Bei schon bestehenden zu starken Blutungen soll man jede Stunde einen Eßlöffel Tee einnehmen.

Hohlzahn *(Galeopsis ochroleuca)*

(Auszehrwurz, Brandkraut, Hahnenkopf, Taubnessel)

Der vierkantige und etwa dreißig Zentimeter hohe Stengel treibt nesselähnliche Blätter, die seidig behaart sind. Die gelblichweißen Lippenblüten tragen einen auffallenden gelben Fleck und auf der Unterlippe eine rotviolette Zeichnung. Da die heilkräftige Kieselsäure in der ganzen Pflanze enthalten ist, erntet man diese, indem man sie knapp über dem Boden abschneidet. Diese Kieselsäure ist es vor allem, die eine besonders gute Ausscheidung von Bronchialschleim bewirkt. Außerdem wohnen dem Hohlzahn blutverbessernde und blutbildende Eigenschaften inne, so daß der Tee auch bei chronischen Leber- und Milzerkrankungen empfohlen wird.

Hausmittel
Überbrühen Sie zwei Teelöffel des getrockneten, zerkleinerten Krautes mit einer Tasse heißem, nicht mehr kochendem Wasser, und lassen Sie es fünf bis zehn Minuten ziehen. Es schadet nicht, diesen Tee mit Honig zu süßen, wobei Sie den Honig erst dem abgekühlten Getränk zusetzen sollten, damit die Wirkstoffe des Honigs ebenfalls erhalten bleiben. Trinken Sie täglich zwei bis drei Tassen lauwarm und schluckweise.

Holunder *(Sambucus nigra)*

(Elhorn, Flieder, Holler, Holderbusch)

Im Zusammenhang mit den möglichen Heilwirkungen von Pflanzen ist vor allem vom Schwarzen Holunder die Rede, der zu den ältesten überlieferten Heilpflanzen unseres Kulturkreises gehört. Noch heute gilt unter der ländlichen Bevölkerung mancher Gegenden das Sprichwort, daß man vor einem Holunderbusch den Hut ziehen müsse, da er ein Dutzend Krankheiten zu heilen vermöge. Der Strauch oder Baum fehlt in keinem Bauerngarten und wächst häufig auch wild an feuchten, schattigen Stellen im Unterholz. Er kann bis zu zehn Meter hoch werden, ist im Frühling an seinen stark duftenden gelblich-weißen Trugdolden und im Herbst durch die schwarzvioletten Beeren, aus denen sich ein schmackhaftes Kompott zubereiten läßt, leicht erkennbar.

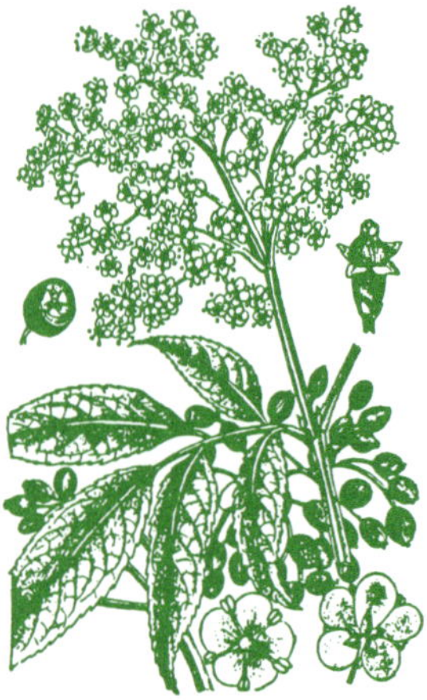

Gesammelt werden die jungen Schößlinge und Blätter im Frühjahr, die Blüten im Juni und Juli und die Früchte im Herbst. Es können aber auch die Wurzel und die Rinde für medizinische Zwecke verwendet werden. Man sollte sie entweder im Spätherbst oder im Vorfrühling ernten.

Bitte denken Sie daran, daß keiner dieser Bestandteile zum Rohgenuß geeignet ist. Als Tee haben Blüten und Blätter eine deutliche schweißtreibende Eigenschaft, wodurch sie sich als Grippemittel bestens empfehlen. Blätter und Rinde wirken leicht abführend und stark harntreibend, so daß sie in der richtigen Dosierung Harnbeschwerden, Wasserstauungen, Nieren- und Blasenstörungen und Rheumatismus lindern.

Hausmittel

Ein gestrichener Teelöffel des getrockneten Heilkrauts wird mit einer Tasse Wasser kalt angesetzt, kurz aufgekocht und abgeseiht. Von diesem Tee sollte man nicht mehr als zwei Tassen täglich lauwarm und schluckweise trinken.

Die ausgereiften dunklen Beeren enthalten eine ganze Reihe von wirksamen Heilstoffen und vor allem besonders viele Vitamine in hoher Konzentration. Unter Beigabe von Zucker und einem in Spalten geschnittenen Apfel werden sie rasch überkocht und ergeben so das köstliche Holundermus, das ein vorzügliches Mittel zur Anregung der Darmtätigkeit darstellt, wenn durch Entzündungen des Darmkanals oder krampfartige Zustände das Einnehmen stärkerer Abführmittel nicht ratsam erscheint. Dieses Mus, ebenso der dick eingekochte Holundersaft, beschleunigt auch die Abheilung von Nervenentzündungen, Neuralgien und Hexenschuß.

Ein wahres Labsal und bewährtes Mittel gegen alle diese Beschwerden ist der Holunderwein, den man jedes Jahr zur Beerenreife ansetzen sollte:

Hausmittel

Füllen Sie sieben Liter frisches Wasser in einen entsprechend großen Emailtopf, geben Sie zwei Kilogramm Zucker dazu, und lassen Sie die Flüssigkeit einmal aufwallen. Sobald sie etwas abgekühlt ist, geben Sie drei Liter reife Holunderbeeren dazu und erhitzen nochmals. Vorsicht, die Masse darf aber nicht kochen!

Nachdem sie zugedeckt ausgekühlt ist, fügen Sie zwanzig Gramm Hefe hinzu, verrühren das Ganze und füllen es in große Glasbehälter, die verkorkt und mit einem Gärrohr versehen sein sollten. Bei Zimmertemperatur geht die Gärung am besten vor sich. Wenn die Flüssigkeit nach etwa zehn Wochen der Gärung klar geworden ist, füllen Sie sie vorsichtig in saubere Flaschen, die – gut verkorkt und liegend – im Keller jahrelang aufbewahrt werden können.

Hopfen *(Humulus lupulus)*

(Hoppen, Hupfen)

Der Hopfen ist eine Schlingpflanze, deren bis zu sechs Meter langer Stengel sich rechtsdrehend an anderen Gewächsen oder an den Hopfenstangen hochwindet. Ranken und Blätter sind rauh. Nur aus den kätzchenartigen weiblichen Blüten entwickelt sich der gelblich-grüne Fruchtzapfen, der im September reift und vor allem bei der Herstellung von Bier, aber auch als Heilmittel Verwendung findet. Diese Fruchtzapfen tragen Drüsen, deren Bitterstoffgehalt den charakteristischen Hopfengeschmack liefert. Ihr aromatischer Geruch ist in größeren Mengen fast betäubend. Als Hopfenzapfentee wirken sie appetitanregend und können nervöse Darmleiden, Blähungen und Krämpfe lindern.

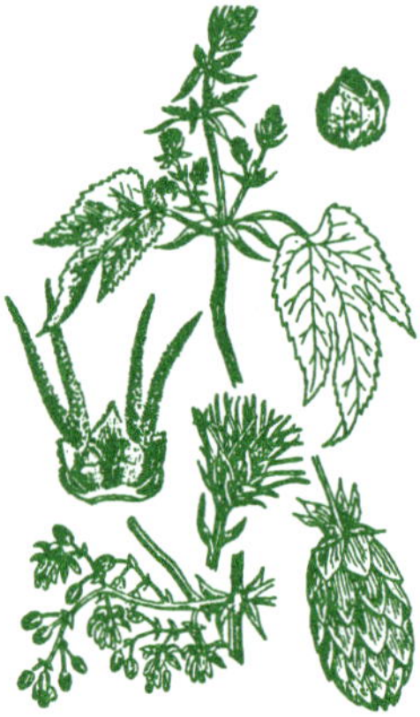

Gemeinsam mit den ätherischen Ölen üben die Bitterstoffe auch eine beruhigende Wirkung auf das Nervensystem aus, so daß nicht nur Nervosität und Schlaflosigkeit günstig beeinflußt werden, sondern auch nervöses Herzklopfen und sexuelle Übererregbarkeit.

Als am wirksamsten für die Verdauungsförderung hat sich der kalt angesetzte Hopfenzapfentee erwiesen:

Hausmittel

Setzen Sie einen Teelöffel zerkleinerte Hopfenzapfen, die nicht älter als drei Monate sein sollen, in einer Tasse kaltem Wasser an, lassen Sie das Ganze acht bis zehn Stunden ziehen, und wärmen Sie etwa eine Stunde vor dem Mittag- oder Abendessen eine Tasse auf Trinkwärme an. Trinken Sie den Tee langsam und schluckweise.

Wollen Sie hingegen etwas gegen nervöse Beschwerden unternehmen, empfiehlt sich ein Teeaufguß:

> *Hausmittel*
> Ein bis zwei Teelöffel zerkleinerte getrocknete Zäpfchen werden mit einer Tasse kochendem Wasser überbrüht. Lassen Sie den Tee zehn Minuten ziehen, bevor Sie ihn abseihen und warm vor dem Schlafengehen trinken.

Wenn Sie keine bestimmte Krankheit bekämpfen, sondern Ihr Allgemeinbefinden verbessern wollen, können Sie auch die Hopfensprossen verwenden. Sammeln Sie sie im Frühjahr, und würzen Sie damit Ihre Frühlingssuppe. Auch wie Spargel oder Salat können die Sprossen verarbeitet werden. Und – so empfahlen es die alten Kräuterweiblein: Wer frische Hopfenblätter in das Kopfkissen füllt, auf dem er liegt, schläft leicht ein.

Huflattich *(Tussilago farfara)*

(Brustlattich, Eselshut, Lehmblümel, Sandblume, Tabakkraut)

Schon im März erscheinen auf lehmhaltigen Böden, etwa auf Schutthalden, Dämmen oder an Wegrändern, die goldgelben

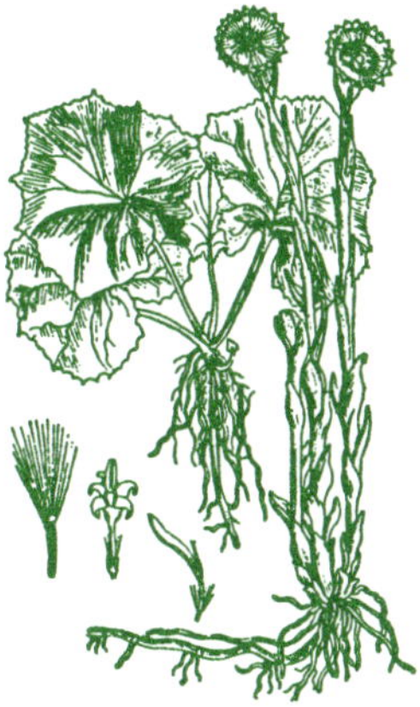

Korbblüten auf zehn bis dreißig Zentimeter hohen Stengeln, die mit kleinen Blättchen schuppenförmig bedeckt sind. Die verhältnismäßig großen Blätter entstehen erst nach der Blüte und bilden eine bodenständige Rosette.

Blüten und Blätter wirken blutreinigend, schweißtreibend, reizlindernd bei entzündeten Schleimhäuten und lösend bei zähem Husten. In der Volksmedizin wird der Huflattich daher schon seit langem bei allen Erkrankungen der Atmungsorgane angewendet. Das gilt für den frisch gepreßten Saft der Blätter, von dem man ein bis zwei Eßlöffel dreimal täglich einnehmen kann, das gilt aber in noch höherem Maß für den Tee:

Hausmittel

Gießen Sie zwei bis drei Teelöffel der getrockneten und zerkleinerten Blüten und Blätter mit einem Viertelliter siedendem Wasser auf, seihen Sie nach kurzem Ziehen ab, und süßen Sie den Tee mit Honig.

Der Absud der Blätter kann auch äußerlich angewendet werden, um Venenentzündung, Brandwunden und andere Schwellungen zum Abklingen zu bringen. So kann man zum Beispiel den strapazierten und durch langes Stehen angeschwollenen Füßen durch ein Fußbad aus Huflattichabsud eine Wohltat erweisen. Die Volksmedizin berichtet außerdem davon, daß das Auflegen frischer Huflattichblätter mit der filzigen Unterseite auf die Stirn ein gutes Mittel gegen Kopfschmerzen sein soll. Da die jungen Blätter einen hohen Vitamin-C-Gehalt haben, stellen sie auch eine wertvolle Zutat zu den entschlackenden Frühjahrssalaten dar.

Isländisches Moos: siehe *Flechte*

Johannisbeere *(Ribes nigrum)*

(Gichtbeere, Schwarze Ribisel, Stinkstrauch, Ahlbeere)

Sowohl die schmackhafte rote als auch die heilkräftige schwarze Johannisbeere wächst bei uns nur in Gärten. Beide lieben feuchten Boden und nicht allzuviel Sonne. Geerntet werden Blätter und Früchte. Erstere enthalten ein ätherisches Öl, das die Nierentätigkeit anregt und bei allen gichtischen und rheumatischen Krankheitserscheinungen sowie bei Arterienverkalkung von Nutzen ist.

Aus den Beeren wird der Saft bereitet, der sich auch sehr gut konservieren läßt, ohne dabei seine Heilwirkung zu verlieren. Durch seinen hohen Vitamingehalt ist er ein wertvolles Hausmittel, das den Winter über gegen Erkältungen schützt. Dieser Saft gilt in der Volksmedizin auch als Heilmittel gegen Keuchhusten und hat wegen seines angenehmen Geschmacks noch den Vorteil, von Kindern gerne eingenommen zu werden. Der Tee aus den im Schatten getrockneten Blättern tut sogar bei chronischen Blasenleiden gute Dienste:

Hausmittel

Überbrühen Sie einen Teelöffel getrocknete zerkleinerte Blätter mit einer Tasse heißem, aber nicht mehr kochendem Wasser, und lassen Sie das Ganze fünf Minuten lang ziehen. Dann seihen Sie die Flüssigkeit ab und trinken ungesüßt zwei bis drei Tassen täglich. Wenn Sie den Tee allerdings als Keuchhustenmittel verabreichen wollen, können Sie mit Honig süßen.

Mit einem Aufguß der getrockneten Beeren sollten Sie bei Entzündungen in der Mundhöhle oder bei Zahnfleischbluten gurgeln und spülen:

Hausmittel

Übergießen Sie ein bis zwei Teelöffel getrocknete Beeren mit einem Viertelliter siedendem Wasser, und lassen Sie das Ganze kurz ziehen.

Johanniskraut *(Hypericum perforatum)*

(Frauenkraut, Hartheu, Herrgottswundkraut, Johanniswurz, Blutkraut)

An den bis zu einem halben Meter hohen Stengeln, die oben verästelt sind, stehen die länglich-ovalen Blätter, die durchscheinende Öldrüsen haben. Die gelben Blüten bilden Doldenrispen. Zerreibt man die Blüten, tritt ein roter Saft aus. Da das Johanniskraut an sonnigen Hängen, Waldrändern und auf Waldlichtungen reichlich zu finden ist, kann man sich im Juli und August einen Vorrat der blühenden Stengelspitzen anlegen.

Der beim Zerreiben der Blüten austretende rote Saft gab schon im Altertum Anlaß zu mancherlei Sagen- und Mythenbildung. Auch die Heilwirkung war damals schon bekannt. Vor allem wurde das Johanniskraut als wund- und blutreinigend empfohlen, da es schmerzstillende und zusammenziehende Eigenschaften hat. Außerdem wird es als krampf- und schleimlösend gelobt und als Nervenmittel gegen Schwermut gepriesen.

Die besten Erfolge wurden bei der Behandlung der meisten Beschwerden mit Johanniskrautöl, kurz auch Johannisöl genannt, erzielt. Da die Heilkraft dieses Präparats bis zu zwei Jahre anhält, lohnt es sich, wenn Sie sich das Johannisöl selbst herstellen:

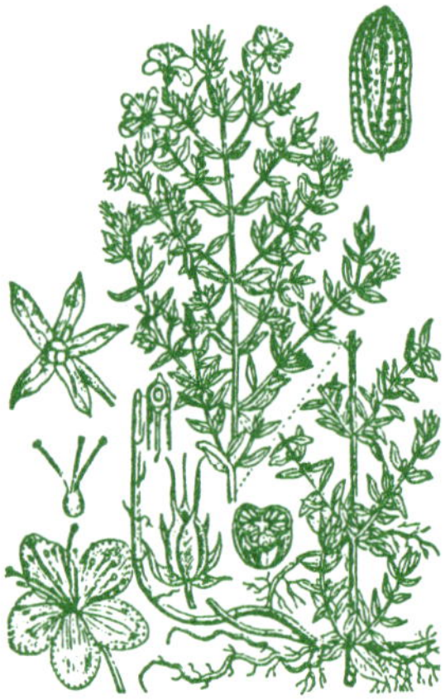

Hausmittel

Setzen Sie zwei Handvoll frische Blüten in einem Glas mit einem Liter Olivenöl an, verschließen Sie das Glas, und stellen Sie es vier bis fünf Wochen in die Sonne. Schütteln Sie das Glas in dieser Zeit oft. Dann können Sie das rote Öl abfiltern und das auf dem Boden befindliche Wasser wegschütten.

Dieses Johannisöl ist ein vorzügliches Hautpflegemittel und leistet auch als Einreibung bei Hexenschuß, Rheumatismus und Verstauchungen außerordentlich gute Dienste.

Achtung: Das Johannisöl soll stets lichtgeschützt aufbewahrt werden, am besten in einer dunklen Flasche.

Vielseitig anwendbar ist auch der Teeaufguß des blühenden Krautes. Neben einer beruhigenden und stabilisierenden Wirkung hat er auch einen mildernden Einfluß auf alle Beschwerden des Unterleibs. Frauen, die zu Gebärmutterkrämpfen und Menstruationsbeschwerden neigen, sollen ein Teegemisch zu sich nehmen, das zu gleichen Teilen aus Johanniskraut und Mistel besteht:

Hausmittel

Überbrühen Sie je einen Teelöffel Johanniskraut und einen Teelöffel Mistelblätter mit einer Tasse kochendem Wasser, und lassen Sie den Tee fünf Minuten zugedeckt stehen. Trinken Sie davon morgens und abends schluckweise je eine Tasse warmen Tee.

Käsepappel *(Malva sylvestris, Malva neglecta)*

(Roßpappel, Kaskraut, Katzenkrallen, Schwellkraut, Wegmalve)

Da die großblättrige und die kleinblättrige Käsepappel die gleichen Heilwerte besitzen, ist es nicht notwendig, sie auseinanderzu-

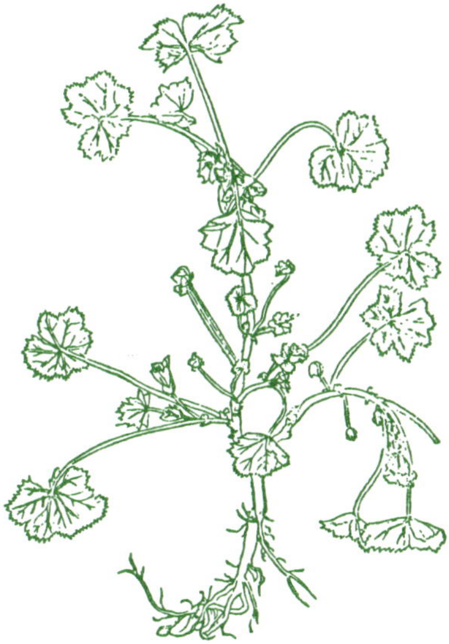

halten und gesondert zu behandeln. Sie wachsen auf Ödland, Schutthalden und an Wegrändern, blühen rosarot oder auch bläulich von Juni bis Mitte September und haben rundliche fünflappige Blätter. Verschiedene Malvensorten werden auch in Kulturen angebaut, da der Bedarf in Europa ständig steigt.

Gesammelt werden sowohl die Wurzel wie auch die Blüten, Blätter und Samen, die im September reifen. Schon bei den Chinesen im dritten vorchristlichen Jahrhundert wurde die Pflanze zur Behebung von Verdauungsstörungen und zur Schleimlösung verwendet. In der Bibel wird erwähnt, daß Moses den Fieberkranken Malventee zu trinken gab. In Europa empfahlen die mittelalterlichen Kräuterbücher den Anbau der Käsepappel, da sie bei vielerlei Beschwerden Linderung bringe.

Die Käsepappeln aller Arten gehören zu den erweichenden Umschlagkräutern. Man bereitet aus den Blättern schleimige Breiumschläge und Auflagen, die bei wiederholter Anwendung Entzündungen rasch zum Abklingen bringen. Ein warmer Einlauf, aus einer Abkochung der Blätter hergestellt, wirkt wohltuend auf entzündete Gedärme.

Zur Teebereitung dürfen Blätter und Blüten weder heiß zubereitet noch gekocht werden:

> *Hausmittel*
>
> Nehmen Sie zwei Teelöffel getrocknete Käsepappelblätter und -blüten, die Sie mit einer Tasse Wasser acht Stunden lang kalt ansetzen. Dann erwärmen Sie das Ganze leicht und seihen die Flüssigkeit ab.

Mit diesem Tee, den Sie schluckweise warm trinken sollten, können Sie Husten, Bronchialkatarrh, Heiserkeit, Kehlkopfentzündung und Lungenblähung behandeln. Die lösende Heilkraft von Käsepappelinhalationen zeigt auch bei Stimmritzenkrampf sehr gute Erfolge.

Eine Teekur, für die Sie zu gleichen Teilen Blätter und Wurzeln verwenden sollten, lindert Magen- und Darmkoliken und wird bei Harnverhaltung und schmerzhaftem Urinieren empfohlen. Der lauwarme Tee ist aber auch ein reizmilderndes Gurgelmittel bei Heiserkeit und Halsentzündung. Bei Mundgeschwüren und Zahnfisteln nimmt man ihn zum Spülen. Zum Mundspülen und Gurgeln ist auch folgende Teemischung geeignet:

Hausmittel

Setzen Sie einen Teelöffel Käsepappelblätter acht Stunden lang mit einer Tasse Wasser kalt an. Dann fügen Sie diesen Kaltansatz einem Aufguß aus einem Teelöffel Holunderblättern und einem Teelöffel Königskerzenblüten hinzu und seihen das Ganze ab.

Kalmus *(Acorus calamus)*

(Ackerwurz, Brustwurz, Magenwurz, Deutscher Ingwer)

Die aus Asien stammende Pflanze ist bei uns am Ufer von Tümpeln und anderen stehenden Gewässern heimisch geworden. Der Wurzelstock, den man zu Heilzwecken benötigt, liegt unter Wasser im Schlamm. Er ist fingerdick, lang und ausdauernd und hat einen aromatischen Geruch. Die schwertförmigen Blätter der (regional geschützten) Pflanze werden bis zu einem Meter hoch. In der Mitte der Stengel wachsen fingerlange gelbgrüne Blütenkolben.

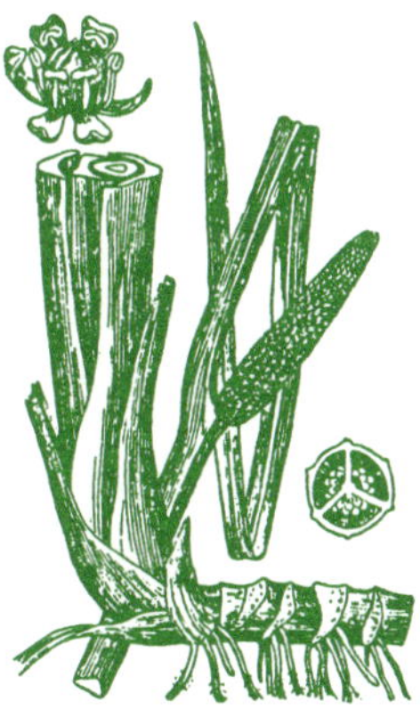

Um ein brauchbares Medikament zu erhalten, muß man die Wurzelstöcke im Frühjahr oder im Spätherbst sammeln. Gereinigt und zerschnitten trocknet man sie am besten aufgefädelt an einem luftigen, schattigen Ort. Bei Magen- und Darmschwäche, Gärungserscheinungen und erschlaffter Magenmuskulatur (aber nicht bei Durchfall) ist Kalmustee anzuraten. Er fördert die Urinausscheidung, behebt Gasansammlungen im Darm und normalisiert die

Gallensekretion. Gleichzeitig beeinflußt er Stoffwechselstörungen günstig:

> *Hausmittel*
>
> Setzen Sie einen Teelöffel feingeschnittene Kalmuswurzel mit einer Tasse Wasser kalt an, lassen Sie das Ganze acht Stunden ziehen, seihen Sie es ab, und erwärmen Sie es leicht. Verteilen Sie die Tagesmenge von einer Tasse, indem Sie vor und nach jeder Mahlzeit einen Schluck lauwarm trinken.

Als Badezusatz wirkt die Kalmuswurzel wohltuend und beruhigend bei nervöser Überreizung, Schlaflosigkeit und allgemeiner Nervenschwäche, aber auch bei Frauenleiden:

> *Hausmittel*
>
> Kochen Sie ein Pfund grobgeschnittene getrocknete Wurzeln in fünf Liter Wasser einmal auf, und lassen Sie sie eine Viertelstunde ziehen. Nach dem Abseihen gießen Sie die Flüssigkeit ins warme Vollbad.

Kamille *(Matricaria chamomilla)*

(Apfelblümlein, Ganille, Mägdeblume, Mutterkraut)

Es gibt wenige Heilpflanzen, die hierzulande so gut bekannt und so angesehen sind wie diese. Dabei ist die Pflanze keineswegs selten. Sie wächst gerne in Gemeinschaft mit Getreide, Klee oder auch auf Kartoffel- und Rübenäckern. Der bis zu dreißig Zentimeter hohe Stengel ist kahl und verästelt. Die fiederteiligen Blätter haben fadenförmige Zipfel. Sammelgut sind die Blütenköpfchen, die als Korbblüten an den Stengelenden sitzen. Ihre zahlreichen weißen Blütenblättchen umgeben einen goldgelben Blütenboden.

Die Blüten lassen sich leicht trocknen und sollten auch nach diesem Vorgang an einem trockenen Ort aufbewahrt werden, da sie sonst Feuchtigkeit anziehen und verderben. Der Hauptheilstoff der Kamille, das Kamillenöl, wird durch den Kohlenwasserstoff Azulen leuchtend blau. Diesem Kamillenöl mit Azulen verdankt die Pflanze vor allem ihre entzündungshemmende Eigenschaft, die bei äußerlicher Anwendung ebenso wirksam ist wie bei innerlicher.

Warme Kamillenteebäder oder -umschläge werden deshalb bei

allen krankhaften und entzündlichen Erscheinungen der Haut empfohlen. Mundspülungen mit warmem Kamillentee bringen Rachenkatarrh und Zahnfleischentzündung zum Abklingen. Auch bei

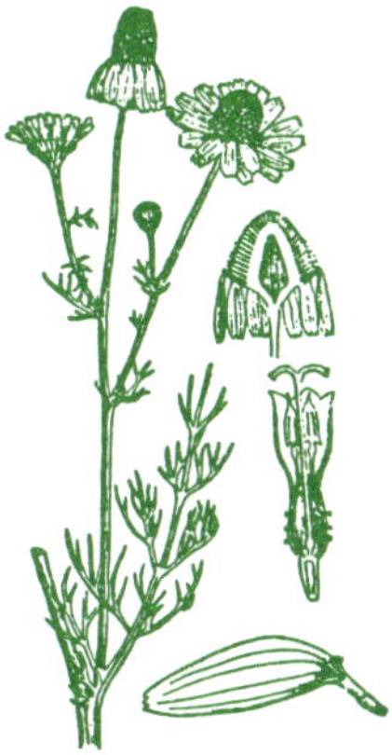

Aftereinrissen und Hämorrhoiden bewähren sich feuchtwarme Umschläge oder Sitzbäder, wobei letztere auch bei Scheidenentzündung und Gebärmutterkrämpfen eine wohltuende Wirkung haben.

> *Hausmittel*
> Um einen Badezusatz zu erhalten, lassen Sie ein Pfund Kamille in fünf Liter Wasser einmal aufkochen und zehn Minuten zugedeckt ziehen. Nach dem Abseihen fügen Sie die Flüssigkeit dem warmen Vollbad bei.

Bei der Behandlung aller Erkrankungen des Verdauungstraktes ist die Kamille nicht wegzudenken. So wird der Tee bei Magenkrämpfen, Darmentzündung, Blähungen, bei einem Überschuß an Magensäure sowie bei Nieren-, Leber- und Gallenbeschwerden verordnet.

> *Hausmittel*
> Lassen Sie zwei Eßlöffel Kamille in einem halben Liter Wasser heiß werden, aber nicht aufkochen. Nach fünfminütigem Ziehen und leichtem Abkühlen ist der Tee trinkfertig.
> Während die Naturkosmetik Kamillenwäsche für die Haare als aufhellend und haarbodenstärkend empfiehlt, behaupten alte Kräuterbücher, daß sogar das Gehirn durch solche Waschungen gestärkt werde.

Karotte *(Daucus carota)*

(Möhre, Gelbe Möhre, Gelbe Rübe, Mohrrübe)

Zwar gibt es auch wildwachsende Karotten, die auf Wiesen, Äkkern und Rainen stehen, doch wird man sich eher an die Gartenkarotte halten, die – wenn man sie nicht im eigenen Garten pflanzt – zu fast allen Jahreszeiten im Gemüseladen zu kaufen ist. An Wirkstoffen bekannt ist vor allem der sehr hohe Anteil an Karotin, das die Vorstufe zum sogenannten Wachstumsvitamin A darstellt. Außerdem enthält die Karotte einen beachtlichen Anteil an Vitamin E, dem Fruchtbarkeitsvitamin, und an Vitamin H, das für die Regelung der Talgdrüsen, gegen Hautverfettung und frühzeitigen Haarausfall vorsorgt.

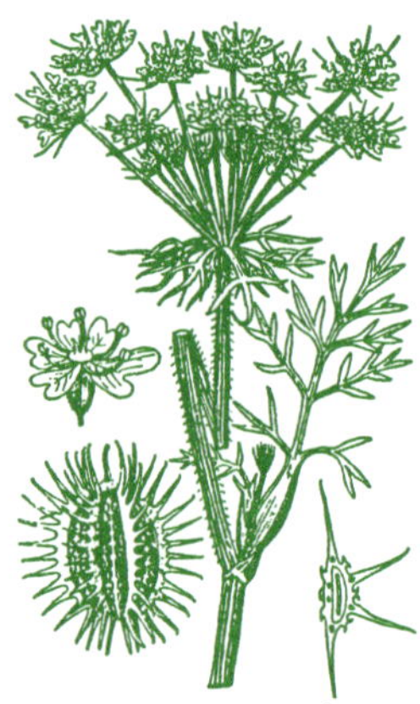

Während rohe Karotten diese Vitamine in der größtmöglichen Konzentration enthalten, sind Karotten im gekochten Zustand eines der besten Mittel, um Fäulnisvorgänge im Darm zu verhüten oder rasch zu beseitigen. Auch bei Magen- und Darmerkrankungen von Säuglingen läßt sich folgendes Rezept schon anwenden:

Hausmittel

Kochen Sie ein Pfund geschälte Karotten in einem Viertelliter Wasser weich, pressen Sie die Karotten durch ein Sieb, oder pürieren Sie sie im Mixer, um sie dann dem leicht gesalzenen Sud wieder beizufügen. Dieses Püree können Sie dem Kleinkind löffelweise eingeben oder dem Säugling im Fläschchen verabreichen, wobei in diesem Fall das Püree durch Zusetzen von abgekochtem Wasser weiter verflüssigt werden kann.

Auch gegen strapazierte, entzündete Augen können Sie selbst ein Mittel herstellen:

> *Hausmittel*
> Machen Sie eine Karottenkompresse, indem Sie frische, feingeriebene Karotten mit Lebertran vermischen, die Salbe auf einen Wattebausch streichen und diesen fünf bis zehn Minuten auf die geschlossenen Lider legen.

Kartoffel *(Solanum tuberosum)*

(Erdapfel, Erdbirn, Tuffel)

Die aus unserer normalen Ernährung nicht mehr wegzudenkenden Kartoffeln sind die verdickten Enden des unterirdischen Wurzelstockes der Pflanze. Die aus Amerika eingeführte Kartoffel muß schon deshalb eine Heilpflanze genannt werden, weil durch sie eine in Europa grassierende Massenkrankheit verschwand: der Skorbut, eine auf den Mangel an Vitamin C zurückzuführende Krankheit. Zwar wird auch bei der Kartoffel das Vitamin durch die Zubereitung um die Hälfte vermindert; es wird durch Kochen aber nicht so weitgehend zerstört wie bei den meisten anderen Gemüsen.

Es ist zwar nicht heilsam, die rohe Kartoffel zu essen. Doch deren Saft, löffelweise vor den Mahlzeiten genossen, verhindert Aufstoßen und Sodbrennen. Bei Verbrennungen und Verbrühungen wirken aufgelegte Kartoffelscheiben oder eine roh geriebene Kartoffel abschwellend und heilend.

Einen wichtigen Beitrag zur heilenden Diätkost von Magenkranken bildet der salzarm zubereitete Kartoffelbrei, da er übermäßige Magensäure aufsaugt und ableitet. Auch bei Zuckerkrankheit wurden mit Erfolg Kartoffelkuren angewendet, ebenso bei krampfartiger Stuhlverstopfung. Der Vorteil dieser einfachen und billigen Kur liegt auch darin, daß der Patient ihrer nicht so leicht überdrüssig wird, da sich durch das Beifügen von Milch, Rahm oder Joghurt und durch das Garnieren mit frischen Kräutern eine größere Geschmacksvielfalt erzielen läßt. Der große Kaliumgehalt der Kartoffel fördert überdies die Entwässerung und entlastet damit auch Herz und Nieren.

Achtung: Keine keimenden Kartoffeln verwenden!

Klette *(Arctium lappa)*

(Bolstern, Kladde, Klebern, Wolfskraut)

Kaum ein Kind geht an dieser Pflanze uninteressiert vorüber. Es macht halt einfach zuviel Spaß, mit den durch hakenförmig gebogenen Hüllblättchen eingerahmten Blütenköpfen zu werfen, die so leicht an Kleidern haften bleiben. Als heilkräftiges Sammelgut der auf Ödland und Schutthalden, aber auch an Weg- und Waldrändern wachsenden Pflanze ist aber nur die Wurzel zu verwenden. Wie alle Wurzeln wird sie gut gereinigt, auseinandergeschnitten und im Schatten getrocknet. Sie reinigt das Blut, treibt Harn und Schweiß und entgiftet den Körper. Durch den hohen Gehalt an Inulin, einer besonderen Zuckerart, die den Zuckerstoffwechsel nicht belastet, unterstützt sie die Therapie von Zuckerkranken und Leberleidenden und regelt die Gallensekretion.

> *Hausmittel*
>
> Setzen Sie einen Teelöffel der zerkleinerten frischen oder getrockneten Klettenwurzel mit einer Tasse Wasser kalt an. Nach sieben bis acht Stunden kochen Sie diesen Ansatz einmal kurz auf und lassen ihn auf Trinkwärme abkühlen. Tagesgabe sind zwei bis drei Tassen.

Mit diesem Tee können Sie Hautleiden auch äußerlich behandeln, indem Sie die erkrankten Stellen mehrmals täglich lauwarm waschen oder baden.

Knoblauch *(Allium sativum)*

(Knobel, Knofel)

Vom Knoblauch werden weder die an der Stengelspitze sitzenden Kapseln verwendet noch die langen, schmalen Blätter, sondern nur die Zwiebel. Diese zerfällt in mehrere Teile, die sogenannten »Zehen«, von denen jede mit einem weißen Häutchen umgeben ist. Knoblauch ist uns allen als köstliches, wenn auch mit gewissen »Geruchsfolgen« verbundenes Küchengewürz vertraut. Der rohe Knoblauch und der Knoblauchsaft wirken antibiotisch im Magen-Darm-Trakt und werden seit jeher gegen Verstimmungen in diesem Bereich sowie als Vorbeugungsmittel verwendet. Zur Prävention von Arteriosklerose wird er von alters her mit nachweislichem Erfolg genommen.

Da Knoblauch überdies schleimlösend wirkt, empfiehlt ihn die Volksmedizin auch bei Bronchialkatarrh. Außerdem kann er die Herz-, Leber- und Gallentätigkeit normalisieren, die körpereigene Abwehr gegenüber Krankheitserregern stärken und das Fieber senken. Äußerlich angewendet kommt die bakterientötende Wirkung des Knoblauchs der Behandlung von Mitessern und Hautunreinheiten zugute. Wenn Sie eine Knoblauchkur machen wollen, können Sie die dafür erforderliche Tinktur selbst herstellen:

Hausmittel

Setzen Sie 250 Gramm Knoblauchzehen in einem Liter Alkohol an. Lassen Sie diesen Ansatz etwa zwei Wochen an einem warmen Ort stehen, und schütteln Sie ihn gelegentlich. Nach dieser Zeit können Sie die Flüssigkeit abseihen und die Tinktur verwenden. Zwölf Tropfen dreimal täglich vor den Mahlzeiten wirken im Zusammenhang mit den erwähnten Beschwerden sowohl heilend wie auch vorbeugend.

Königskerze *(Verbascum thapsiforme)*

(Feckelblume, Himmelbrand, Frauenkerze, Johanniskerze, Marienkerze, Kerzenkraut, Wollkraut, Wetterkraut, Schafschwanz)

Diese zweijährige Pflanze blüht erst im zweiten Jahr. Ihre leuchtend gelben, wohlriechenden Blüten stehen dichtgedrängt auf den bis zu zwei Meter hohen, mit kleinen Blättern besetzten Stengeln. Die kleinblütige Königskerze ist dicht mit filzigen Haaren bedeckt, die großblütige Königskerze (Verbascum thapsus) trägt nur einen leichten Flaum. In ihrer Wirksamkeit unterscheiden sich die beiden Arten nicht. Da ausschließlich die fast gewichtslosen getrockneten Blüten ohne Kelch und Blätter für Heilzwecke in Frage kommen, ist diese Droge eines der teuersten Naturheilmittel unserer Heimat. Die Blüten dürfen nur bei sonnigem Wetter gesammelt werden, wobei man sie sofort aus den Kelchen zupfen muß. Sobald sie im Schatten leicht vorgetrocknet sind, kann man sie auch in künstlicher Wärme rasch nachtrocknen. Unmittelbar danach müssen sie in Gläsern luftdicht verschlossen werden.

Königskerzentee ist besonders gut geeignet zur Behandlung von

Katarrhen und entzündlichen Prozessen in den Atmungsorganen. Darüber hinaus übt er einen beruhigenden Einfluß auf den Magen-Darm-Kanal aus, wodurch er Koliken lindert.

Hausmittel
Erhitzen Sie einen Eßlöffel Blüten in einem halben Liter Wasser bis zum Siedepunkt, nehmen Sie dann sofort den Topf von der Kochstelle, und lassen Sie den Tee fünf Minuten lang ziehen.

Diese Tagesmenge können Sie nach dem Abseihen schluckweise zu sich nehmen, wobei Sie den Tee am vorteilhaftesten in einer Thermosflasche trinkwarm halten.

Nach einer volksheilkundlichen Methode läßt sich eine Einreibung gegen Gicht- und Rheumaschmerzen gewinnen:

Hausmittel
Geben Sie frisch gepflückte Königskerzenblüten in ein Glas, das Sie zubinden und an die Sonne stellen. Bald wird sich eine ölige Flüssigkeit auf dem Boden absetzen, die für Einreibungen, aber auch zur Behandlung von Wunden geeignet ist.

Kümmel *(Carum carvi)*

(Garbe, Kimm, Kumach)

Zwar wächst der Kümmel in Mitteleuropa auf fast allen Wiesen; wegen des großen Bedarfs wird er aber auch häufig angebaut. Der

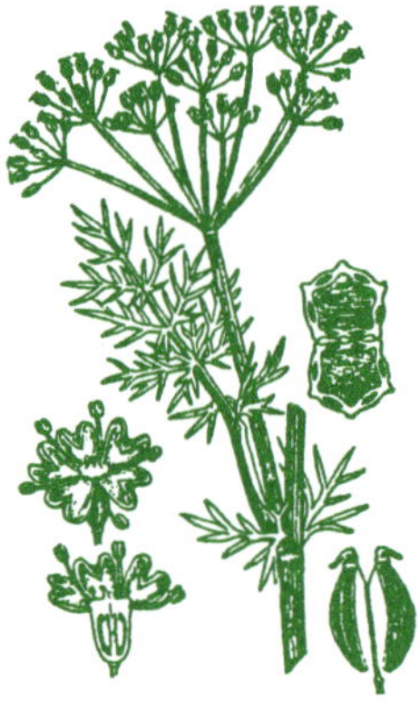

kantige Stengel wird bis zu siebzig Zentimeter hoch und trägt verzweigte, mehrfach gefiederte Blätter. Die weißen Blütchen stehen in zusammengesetzten Dolden und riechen aromatisch. Aus ihnen entwickelt sich der Samen, der als Gewürz ebenso beliebt und gefragt ist wie als Volksheilmittel gegen Blähungen, Darmkrämpfe und Gasbildung im Darm. Ähnlich wie Fenchel und Anis erwärmt er den Magen, fördert die Verdauung, löst Schleim und treibt den Harn. Außerdem soll er zur Förderung der Milchsekretion stillender Frauen beitragen.

Hausmittel

Als Aufguß überbrühen Sie drei Teelöffel gestoßene Kümmelkerne mit einer Tasse siedendem Wasser und lassen den Tee zehn Minuten ziehen

Als Krankenkost bei und unmittelbar nach Magen- und Darmbeschwerden wird in Großmutters Kochbuch die Kümmelsuppe beschrieben:

Hausmittel

Kochen Sie einen Teelöffel gestoßene Kümmelsamen mit einem Viertelliter Wasser aus, und salzen Sie den Sud leicht. Dann verquirlen Sie einen Eßlöffel Mehl mit vier Eßlöffel kalter Milch, die Sie in den Sud einrühren. Lassen Sie die Suppe nach nochmaligem Aufkochen etwa eine Minute auf kleiner Hitze köcheln, und seihen Sie sie dann vor dem Servieren durch. Wenn der Kranke nicht mehr an akuten Beschwerden leidet, können Sie der fertigen Suppe einen Löffel Sauerrahm hinzufügen.

Den bekannten Kümmelschnaps, der ebenfalls gegen Verdauungsstörungen verabreicht wird, erhalten Sie, wenn Sie zwei Handvoll Kümmel in einem Liter Obstbranntwein ansetzen und zwei bis drei Wochen an einem warmen Ort stehen lassen. Nach dem Abseihen ist das Heilmittel, das nicht zu hoch dosiert werden sollte, fertig.

Labkraut *(Galium verum)*

(Bettstroh, Gliedkraut, Liebfrauenstroh, Wundkraut, Zaunkleber)

Das zitronengelbe und in Rispen blühende Labkraut, das von Mai bis September auf fast allen Wiesen und Weiden blüht, wird über einen halben Meter hoch und ist kaum zu übersehen. Man sammelt das blühende Kraut mit den schmalen, spitzen Blättchen den ganzen Sommer hindurch, wobei die größte Heilwirkung vom Saft der frischgepreßten Pflanze ausgeht. Er wird zur Förderung der Harnabsonderung bei Nieren- und Blasenerkrankungen teelöffelweise eingenommen: täglich zwei- bis dreimal ein Teelöffel. Es ist aber auch möglich, die genannte Menge Preßsaft mit einer Tasse warmem Wasser zu verdünnen und schluckweise zu trinken.

Äußerlich angewendet soll der Preßsaft gegen hartnäckige Hautschäden, Ausschläge und Ekzeme helfen. Man träufelt ihn mehrmals täglich auf die erkrankte Hautstelle und läßt ihn eintrocknen. Vor der neuerlichen Anwendung muß die Haut vorsichtig gereinigt werden. Mit frischer Butter vermengt, ergibt der Saft eine heilkräftige Salbe, die bei eiternden Pusteln, hartnäckigen Geschwüren, bei Nagelbetteiterung und Flechten aufgetragen werden kann.

Als Teegetränk entfaltet das Labkraut ähnliche Eigenschaften, wie sie oben beschrieben wurden.

Hausmittel

Gießen Sie fünf Gramm des blühenden Krautes mit einer Tasse siedendem Wasser auf, und lassen Sie es fünf Minuten ziehen. Da die Tagesmenge zwei Tassen beträgt, müssen Sie dieses Getränk zweimal am Tag zubereiten, da es absolut frisch sein soll.

In der alten Volkskunde wurde dem Labkraut eine erdstrahlenabwehrende Kraft zugeschrieben. Es war daher in manchen Gegenden üblich, Kranken oder Wöchnerinnen eine Unterlage aus getrocknetem Labkraut unter das Bettuch zu legen. Die Namen »Bettstroh« und »Liebfrauenstroh« verweisen auf diesen Brauch.

Lavendel *(Lavandula officinalis)*

(Balsam, Hirnkraut, Lavander, Nervenkräutel, Kleiner Speik, Zitterblümel, Spike)

Der Lavendel ist ein Halbstrauch, der dreißig bis vierzig Zentimeter hoch wird. Während er auf den sonnigen Hängen des Mittelmeergebiets wild wächst, gibt es ihn bei uns nur in den Gärten. Die ährenförmig angeordneten blauen bis grauvioletten Blüten haben einen charakteristischen balsamischen Duft, der kurz vor dem Aufblühen am stärksten wahrnehmbar ist, weil zu diesem Zeitpunkt die Pflanze besonders reich an ätherischem Lavendelöl ist. Das ist auch der Grund, warum sie vorzugsweise in dieser Phase geerntet wird.

Am bekanntesten ist die Verwendung dieses Öls als Duftstoff in der Parfümherstellung. Säckchen, die mit getrockneten Lavendelpflanzen gefüllt sind, schützen die Kleidung in den Schränken vor Mottenfraß und verleihen ihr einen angenehmen zarten Duft.

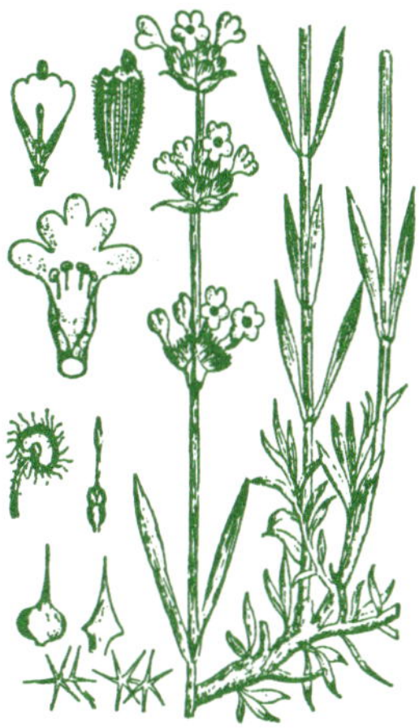

Von der Volksmedizin werden dem Lavendel krampflösende und beruhigende Eigenschaften zugeschrieben. Der Tee soll außerdem Blähungen und leichte Durchfälle heilen sowie – bei äußerlichem Gebrauch – schlecht heilende Wunden schließen. Als Getränk übt der Lavendeltee einen guten Einfluß auf Leber und Milz aus, was seine Anwendung bei Gelbsucht angezeigt erscheinen läßt.

Großmutters Kräuterbücher berichten auch von weiteren Verwendungsmöglichkeiten, etwa bei Gehirn- und Nervenleiden, bei Neigung zu Krämpfen und Schlaganfall, bei Lähmungserscheinungen und Gliederzittern.

Hausmittel

Gießen Sie einen Eßlöffel Lavendel mit sehr leichtem Weißwein heiß auf, und trinken Sie davon einige Tage hindurch täglich einen Achtelliter schluckweise.

Heilerfolge bei Schlaflosigkeit wurden mehrfach bestätigt. Besonders bewährt hat sich folgende Teemischung:

Hausmittel

Mischen Sie zu gleichen Teilen Lavendel, Baldrian, Schlüsselblumen und Johanniskraut. Gießen Sie von dieser Mischung einen gehäuften Teelöffel mit einer Tasse siedendem Wasser auf. Dieser Tee muß vor dem Schlafengehen schluckweise getrunken werden.

Auch nervöses Herzklopfen, Migräne und Hysterie sprechen auf Lavendeltee an.

Lein: siehe *Flachs*

Leinkraut *(Linaria vulgaris)*

(Frauenflachs, Froschmaul, Gelbes Löwenmaul, Göscherl, Maulaffen)

Die schwefelgelben Blüten, die in der Mitte einen orangefarbenen Fleck haben, zieren so manchen Strauß aus Wiesenblumen. Sie

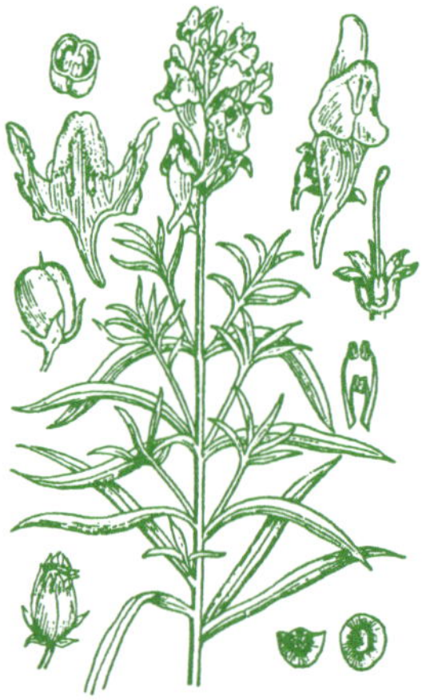

blühen von Juni bis September auf sandigen Böden, an Wegrändern und Mauern. Für medizinische Zwecke wird das blühende Kraut gesammelt, das hauptsächlich zur Herstellung der Leinkrautsalbe dient. Diese Salbe wirkt juckreiz- und schmerzstillend bei Hämorrhoiden.

> *Hausmittel*
>
> Setzen Sie 30 Gramm geschnittenes Leinkraut mit 60 Gramm Branntwein in einer gutverschlossenen Flasche bei mindestens 25 Grad Celsius Wärme vierundzwanzig Stunden lang an. Dann schütten Sie das Ganze in einen Tiegel und fügen unter ständigem Rühren flüssiges Schweinefett zu. Nach neuerlichem Erwärmen können Sie diesen Brei in ein Aufbewahrungstöpfchen passieren. Die Salbe ist etwa ein Jahr lang haltbar.

Liebstöckel *(Levisticum officinale)*

(Maggikraut, Badekraut, Bärmutter, Gichtstock, Rübestöckel, Saukraut, Laubstockkraut, Wasserkräutel)

In Bauerngärten wird diese Pflanze gerne angebaut. Wenn man sie gelegentlich auch frei in der Natur findet, dann deutet das darauf hin, daß an dieser Stelle einmal ein Garten gewesen sein muß. Aus einem kurzen, dicken Wurzelstock erhebt sich ein manchmal zwei

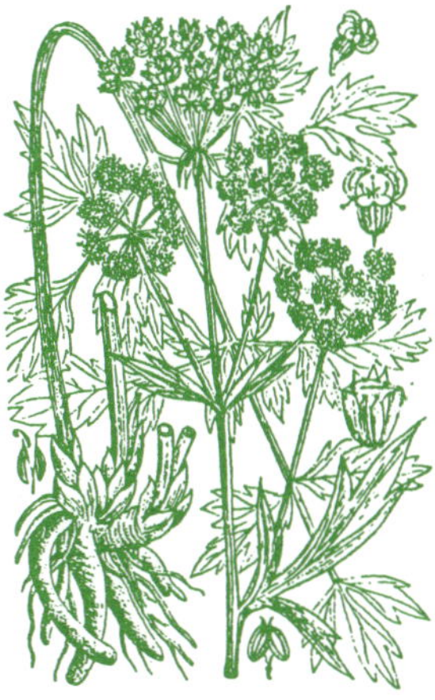

Meter hoher, röhrigrunder Stengel, der mit gefiederten Blättern besetzt ist. Die kleinen, gelblichgrünen Blüten bilden eine Dolde, die stark aromatisch riecht und so die Verwendung als Würzkraut nahelegt.

Darüber hinaus hat die Liebstöckelwurzel, die man trocknen und in dunklen Gläsern aufbewahren soll, eine stark harntreibende Wirkung. Der Tee wird auch Frauen verabreicht, die eine zu schwache Regelblutung haben. Schwangere und Fieberkranke allerdings dürfen Liebstöckeltee nicht zu sich nehmen.

Von guten Heilerfolgen wird auch bei Steinbildung, Gicht- und Rheumabeschwerden berichtet. Man verwendet die frische oder getrocknete Wurzel, wobei die getrocknete höher dosiert werden muß.

Hausmittel

Nehmen Sie einen halben Teelöffel der frischen (oder einen ganzen Teelöffel der getrockneten) Wurzel und überbrühen Sie diese Menge mit einer Tasse kochendem Wasser. Nach zehnminütigem Ziehen können Sie den Tee zuckerlos und schluckweise trinken. Die Tagesmenge sind zwei Tassen.

Da man die getrocknete Liebstöckelwurzel auch pulverisieren kann, besteht die Alternative zur erwähnten Vorgangsweise darin, täglich ein bis drei Messerspitzen des Pulvers einzunehmen und etwas Wasser nachzutrinken.

Linde *(Tilia cordata, Tilia platyphyllos)*

Zwar unterscheiden sich die Winter- und die Sommerlinde in äußerlichen Kleinigkeiten. In ihrer Heilwirkung sind sie aber beide gleichwertig. Ohne Rücksicht auf die genaue Identität werden die Linden auch seit jeher vom Volkslied und Volksgedicht besungen. Gleichgültig, ob der Baum »am Brunnen vor dem Tore« steht oder auf dem Kirchenplatz: er ist jedem Mitteleuropäer lieb und vertraut. Deshalb ist es auch kein Wunder, daß die getrockneten Lindenblüten, deren Tee schweißtreibend und schleimlösend ist, in kaum einer Hausapotheke fehlen. Man greift vor allem bei fieberhaften Erkältungskrankheiten, Husten und Bronchialkatarrh gerne auf sie zurück.

Ein aus der Linde gewonnenes wertvolles Spezialpräparat ist die in der Apotheke erhältliche Lindenholzkohle. In pulverisiertem Zustand messerspitzenweise eingenommen, vermag sie Krankheitskeime und Giftstoffe in hoher Konzentration zu binden und dadurch unschädlich zu machen. Bei Gärungs- und Fäulnisprozessen im Darm ist sie deshalb ein bevorzugter Helfer, der allerdings durch ein leichtes Abführmittel zum Zwecke der raschen Ausscheidung unterstützt werden sollte.

Hausmittel

Übergießen Sie einen Teelöffel getrocknete Lindenblüten mit einer Tasse siedendem Wasser und lassen Sie den Tee zehn Minuten ziehen. Der Tee schmeckt zwar durch die Wirkstoffe der Lindenblüten ohnedies leicht süßlich, kann aber auch durch etwas Honig nachgesüßt werden, wenn man ihn als Hustenmittel nimmt.

In der überlieferten Volksmedizin wird die Lindenholzkohle außerdem als Zahnpulver erwähnt, das zahnfleischpflegend und entzündungshemmend wirkt.

Löwenzahn *(Taraxacum officinale)*

(Augenwurz, Bärenzahn, Butterblume, Eierkraut, Kettenblume, Kuhlattich, Laternenblume, Maienzahn, Milchdistel, Röhrlkraut, Saurüssel, Sonnenwurzel, wilde Zichorie)

Meist wird der Löwenzahn, der auf Wiesen, an Wegrändern und Grasflächen jeder Art gedeiht, nur als lästiges Unkraut betrachtet,

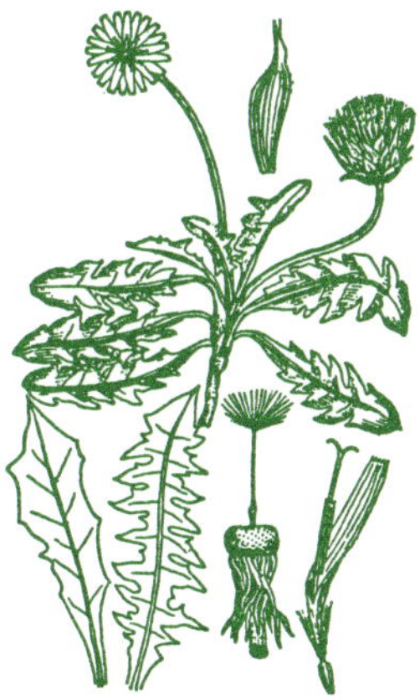

zumal seine Blüten auch nicht reizvoll genug für einen hübschen Frühlingsstrauß sind. Außerdem sind die meisten Bestandteile der

Pflanze stark milchig, so daß der austretende Saft Flecken auf Haut und Kleidung verursachen kann. Nur die ins Reifestadium übergetretene Blüte, auf der die fallschirmartigen Samen zu einer luftigen Kugel angeordnet erscheinen, ist bei den Kindern als »Pusteblume« überaus beliebt.

Während die Verwendung der frischen jungen Löwenzahnblätter für Frühjahrskuren und Salate noch einigermaßen bekannt ist, wissen nur mehr wenige Kräuterexperten, wie günstig sich beispielsweise ein Teeaufguß aus Wurzeln, Blättern und Blüten bei Gallen- und Blasenstörungen auswirkt.

Hausmittel

Nehmen Sie ein bis zwei Teelöffel der getrockneten, feingeschnittenen Blätter, Blüten und Wurzeln, und überbrühen Sie sie mit einer Tasse siedendem Wasser. Lassen Sie den Tee fünf Minuten ziehen, seihen Sie ihn ab, und verbessern Sie den Geschmack mit Honig. Täglich zwei bis drei Tassen sind die für eine Kur erforderliche Menge.

Die allgemeine Abwehrkraft gegenüber Infektionen stärkt der Löwenzahnsirup, der einige Zeit aufbewahrt werden kann, ohne seine Wirksamkeit einzubüßen.

Hausmittel

Lassen Sie vier Handvoll Löwenzahnblüten in zwei Liter Wasser gut kochen, seihen Sie sie ab, und rühren Sie in den Saft drei Pfund Zucker und den Saft von zwei Zitronen ein. Kochen Sie unter ständigem Rühren die Flüssigkeit so lange, bis eine fadenziehende Masse entsteht. Diese füllen Sie in weithalsige Flaschen oder Marmeladegläser, die Sie nach dem Abkühlen gut verschließen.

Lungenkraut *(Pulmonaria officinalis)*

(Fleckenkraut, Hänsel und Gretel, Lungenwurz, blaue Schlüsselblume, Ungleiche Schwestern)

Bis über zwanzig Zentimeter hoch werden die borstig behaarten Stengel, an denen dunkelgrüne Blätter und schon im März rötliche Blüten wachsen. Die Blüten verfärben sich mit zunehmendem Alter ins Blaue und Violette. Mitunter stehen die Blüten beider Farben auf dem gleichen Stengel. Dadurch ist die Pflanze, die gerne an feuchten Stellen im Gebüsch steht, leicht zu erkennen.

Gesammelt wird das blühende Kraut, das einen beachtlichen Gehalt an Kieselsäure aufweist. Es empfiehlt sich als Hausmittel bei allen Erkrankungen der Atemwege und sogar bei Lungenentzündung als unterstützende Therapie.

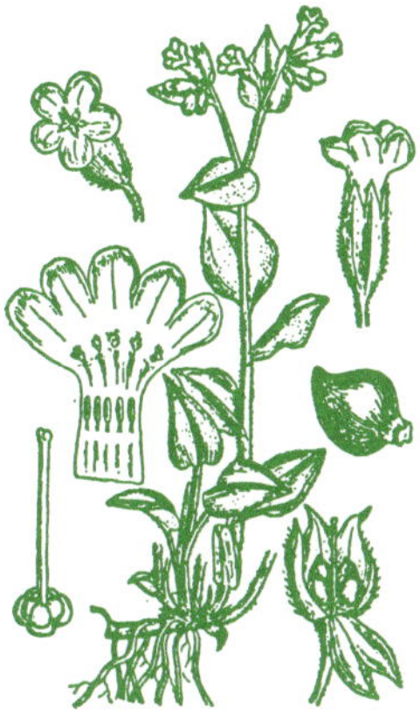

Hausmittel

Setzen Sie zwei Eßlöffel getrocknetes Lungenkraut mit einem halben Liter Wasser kalt an, bringen Sie es zum Kochen, und lassen Sie es fünf Minuten ziehen. Nach dem Abseihen können Sie diesen Tee mit Honig süßen und tagsüber trinken.

Die Volksmedizin erwähnt, daß man das getrocknete Lungenkraut auch zu Pulver zerstoßen könne. Ein Eßlöffel dieses Pulvers, zweimal täglich verrührt in einem Glas lauwarmer Milch, ist gut gegen Lungenschwäche. Bei Bronchial- und Lungenleiden wird auch dieser Mischtee empfohlen:

Hausmittel

Mischen Sie je zwei Teile Lungenkraut und Spitzwegerich mit je einem Teil Brennesselblätter und Zinnkraut. Von dieser Mischung nehmen Sie vier Teelöffel voll und überbrühen sie mit drei Tassen kochendem Wasser. Nachdem der Tee auf Trinktemperatur abgekühlt ist, fügen Sie drei Teelöffel Honig bei. Dieses Getränk stellt die Tagesmenge dar, die Sie in Abständen warm und schluckweise trinken sollten.

Majoran *(Maiorana hortensis)*

(Bratenkraut, Würzkraut, Kuchelkraut, Kuddelkraut, Wurstkräutel)

Was jede Hausfrau als aromatisches Küchengewürz schätzt ist als Heilpflanze kaum bekannt. Der aus Afrika und Südeuropa stammende Majoran wächst bei uns nur in den Gärten. Er muß gegen Frost geschützt werden und braucht gut gedüngte Erde. Unter günstigen Bedingungen wird er bis zu vierzig Zentimeter hoch. Die gegenständigen Blättchen sind graufilzig, der Blütenstand ist ährenartig, mit rosa oder weißlichen Blütchen. Gesammelt wird das stark duftende blühende Kraut im Juli und August.

Meist wird es – durch Destillation – zu Majoranöl verarbeitet, das in den Apotheken zu kaufen ist. Will man selbst Majoranöl herstellen, geht man so vor:

Hausmittel

Geben Sie frische, zerkleinerte Majoranpflanzen in ein Glas, übergießen Sie sie mit Olivenöl. Diesen Ansatz lassen Sie zwei bis drei Wochen an der Sonne stehen. Danach können Sie das Öl als lindernde Einreibung bei Gicht- und Rheumaschmerzen verwenden.

Majorantee kann ebenfalls äußerlich angewendet werden, wird aber auch getrunken. Er lindert Nervenschwäche, Kopfschmerzen, Migräne, Schwindelanfälle und nervöse Magenbeschwerden.

Hausmittel

Überbrühen Sie zwei Teelöffel getrockneten Majoran mit einer Tasse kochendem Wasser. Trinken Sie täglich schluckweise zwei Tassen dieses Getränks.

Meerrettich *(Armoracia lapathifolia)*

(Kren, Bauernsenf, Märek, Pfefferwurzel)

Jedermann kennt diese scharfaromatische Beigabe zu Wurst- und Fleischspeisen; doch kaum jemand weiß, wie sie wächst. Für Küche und Hausapotheke wird der walzenförmige Wurzelstock verwendet, aus dem die großen langstieligen Blätter treiben. Im Juni schießt dann ein langer blattloser Stengel bis zu einem Meter Höhe empor, an dessen Spitze die kleinen weißlichen Blüten in Rispen beisammenstehen.

Gesammelt wird ausschließlich die Wurzel vor und nach der Blüte. Man verwendert sie nur in frischem Zustand, kann sie aber durch richtige Lagerung in einem kühlen Keller lange Zeit aufbewahren. In kleinen Mengen, bis zu zwanzig Tropfen dreimal täglich, heilt der Meerrettichsaft jene Darmerkrankungen, die durch Gärungsprozesse und Fäulnisbakterien ausgelöst werden. In Verbindung mit Honig oder Rohzucker wirkt er außerdem schleimlösend und hustenreizlindernd und schafft sogar bei asthmatischen Zuständen eine Erleichterung. Unsere Großmütter verabreichten den heilsamen Meerrettich nicht ohne Grund mit den vielsagenden Worten: »Rette dich!« Sogar als Hautreizmittel tut der vielseitige Meerrettich gute Dienste. Und auch bei Nervenschmerzen und Ischias können Auflagen aus Meerrettichbrei schmerzstillend wirken. Man muß allerdings darauf achten, daß die Haut nicht zu sehr gereizt wird. Falls schon eine Rötung auftritt, kann sie durch eine entzündungslindernde Salbe oder ein mildes Hautöl beseitigt werden.

Da die harntreibende und dadurch entgiftende Wirkung des Meerrettichs auch eine günstige Beeinflussung von Rheuma und Gicht nach sich zieht, ist bei diesen Beschwerden eine kurmäßige Anwendung angezeigt.

Hausmittel

Essen Sie zu den drei täglichen Mahlzeiten je eine Messerspitze geriebenen Meerrettich, mit Honig vermischt, auf einem Häppchen Brot!

Melisse *(Melissa officinalis)*

(Bienenkraut, Frauenkraut, Riechnessel, Zitronenkraut, Spanischer Salbei, Zitronenmelisse)

Ein Erlaß Kaiser KARLS DES GROSSEN ordnete schon im Mittelalter den Anbau der Melisse in den Kloster- und Hausgärten an, nachdem sie aus den Mittelmeerländern eingeführt worden war. Seither ist die ausdauernde Pflanze mit dem vierkantigen Stengel, den herzförmigen Blättern und den weißlichen Blüten in vielen unserer

Gärten heimisch geworden. Gesammelt werden die Blätter vor und nach der Blütezeit, die von Juni bis August dauert.

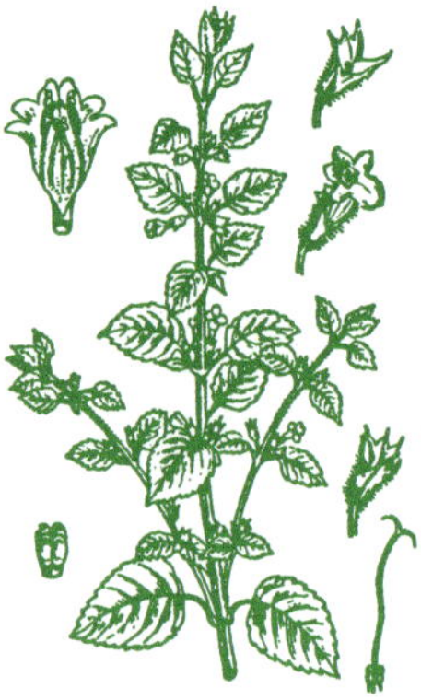

Aus dem hohen Schleimgehalt und den reichlich vorhandenen ätherischen Ölen läßt sich die gute Wirkung der Pflanze bei Magen- und Darmbeschwerden erklären. Da sie Blähungen beseitigt, hilft sie mit, Atembeschwerden und Herzklopfen zu verhindern, die sonst infolge von Zwerchfellhochstand auftreten können. Die allgemein beruhigende Eigenschaft unterstützt diese Wirkung.

Hausmittel

Überbrühen Sie zwei Eßlöffel zerkleinerte Melissenblätter mit einem halben Liter kochendem Wasser, lassen Sie den Tee fünf Minuten ziehen, und bewahren Sie diese Tagesmenge nach dem Abseihen in einer Thermosflasche auf.

Wegen ihres angenehmen Geruches wird die Melisse auch häufig in Kräuterkissen verwendet, die schlaffördernd und schmerzstillend sein sollen.

Für die äußerliche Anwendung können Sie einen Melissengeist herstellen, der als Einreibung bei Neuralgien, Rheuma, Blutergüssen und Insektenstichen geeignet ist:

Hausmittel

Setzen Sie zwei Handvoll frische Melissenblätter und eine halbe Handvoll Pfefferminzblätter in einem halben Liter Branntwein (verdünntem Weingeist) an, und lassen Sie den Ansatz zwei Wochen in der Sonne stehen, bevor Sie ihn filtern und abfüllen.

Mistel *(Viscum album)* **ACHTUNG: VERGIFTUNG MÖGLICH!**

(Hexenbesen, Hexenkraut, Donnerkraut, Drudenfuß, Wintergrün)

Die meisten volkstümlichen Bezeichnungen dieser Pflanze lassen erkennen, daß sie den Menschen von jeher nicht ganz geheuer war. Tatsächlich stellt sie eine botanische Besonderheit dar, ist sie doch eine der wenigen Pflanzen unserer Region, die nicht aus der Erde kommen, sondern als sogenannte Halbschmarotzer auf Wirtspflanzen gedeihen. Wir bemerken sie vor allem im Winter, wenn die Bäume kahl sind, als kleinen, fast kugeligen Strauch auf den Ästen der Bäume. Die immergrünen Blätter sind lederartig und eiförmig. Die weißen Fruchtbeeren enthalten in einer zähklebrigen Schleimhülle den Samen, der durch diese Masse auf den Ästen haften bleibt und dort neue Mistelpflanzen bilden kann.

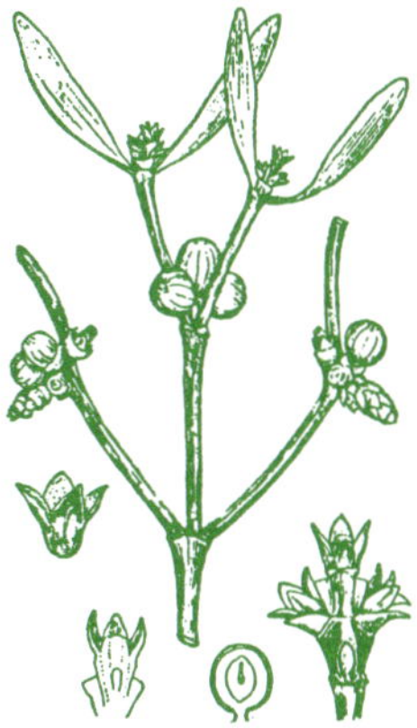

Gesammelt werden die Blätter im Frühling oder Spätherbst sowie die nur äußerlich zu verwendenden Beeren von November bis Februar. Die zahlreichen Wirk- und Heilstoffe der Mistel sind noch nicht lückenlos erforscht. Es steht jedoch fest, daß sie den Stoffwechsel beschleunigen und eine gesteigerte Drüsentätigkeit hervorrufen. Dadurch wird die Verdauung angeregt, die Gallenproduktion normalisiert und die Bauchspeicheldrüse aktiviert, wobei letzteres der Zuckerkrankheit entgegenwirkt. Auch Kreislaufstörungen und Blutdruckschwankungen können durch Mistelpräparate behoben werden. Da zudem Monatsblutungen reguliert und manche Frauenleiden gelindert werden, empfiehlt sich in diesem Zusammenhang auch der Misteltee, der kalt angesetzt werden soll, da durch Erhitzen die Heilwirkung herabgesetzt würde:

> *Hausmittel*
>
> Setzen Sie sechs Teelöffel zerkleinerte Mistelblätter mit drei Tassen kaltem Wasser an, und lassen Sie sie über Nacht ziehen. Damit haben Sie am nächsten Morgen die fertige Tagesmenge, die Sie nach dem Abseihen ungezuckert schluckweise über den Tag verteilt trinken können.

Der solchermaßen gewonnene Misteltee kann auch die Basis für so manche heilkräftige Teemischung sein. Wünscht man beispielsweise ein Mittel, das speziell gegen Frauenleiden wirkt, so ist folgende Zubereitung zu empfehlen:

> *Hausmittel*
>
> Bereiten Sie je aus einem Teelöffel Schafgarbe und Frauenmantel mit zwei Tassen kochendem Wasser einen Aufguß. Sobald dieser Tee auf Trinktemperatur abgekühlt ist, fügen Sie eine Tasse des oben beschriebenen kalt angesetzten Misteltees hinzu. Diese Teemischung trinken Sie ungesüßt über den Tag verteilt. Eine Kur sollte ein bis zwei Wochen dauern.

In der Volksheilkunde oft erwähnt wird auch der Mistelfrischsaft. Da dieser schwierig herzustellen und bei falscher Dosierung nicht ohne Nebenwirkungen ist, empfiehlt es sich, bei Bedarf ein in guten Fachgeschäften erhältliches Fertigpräparat mit genauer Gebrauchsanweisung zu kaufen.

Nußbaum *(Juglans regia)*

(Walnußbaum, Welschnußbaum)

Die aus Persien stammende Pflanze entwickelt sich auch bei uns zu einem stattlichen, bis zu fünfundzwanzig Meter hohen Baum. Der Nußbaum gedeiht in frostfreien Lagen und auf tiefgründigen Böden besonders gut. Unter günstigen Bedingungen trägt er große, dünnschalige Nüsse; auf steinigem Boden bleiben die Früchte klein und dickschalig. Für Heimzwecke sammelt man Anfang Juni die jungen Blätter, die sofort an der Sonne getrocknet werden müssen, damit die Wirkstoffe erhalten bleiben. Anfang Juli erntet man die noch grünen Nüsse, die man zur Erzeugung des magenstärkenden Nußschnapses braucht. Im September und Oktober sind die Früchte dann reif.

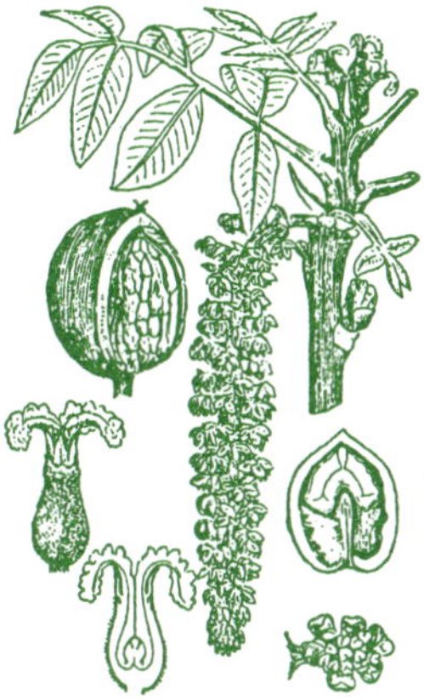

Während der Nußblättertee innerlich angewendet – zwei Teelöffel getrocknete Blätter im Aufguß – ein sehr gutes Blutreinigungsmittel darstellt, kann er äußerlich zu Bädern, Waschungen, Spülungen und zum Gurgeln genommen werden. Er wirkt entzündungshemmend und wundheilend, stärkt schwache oder strapazierte Augen und lindert die Schwellung und den Juckreiz von Insektenstichen. Bei Haarausfall soll man mit dieser Flüssigkeit die Kopfhaut waschen und massieren.

Zur Haarwäsche, bei der man gleichzeitig das Haar dunkel tönen möchte, dient der aus grünen Nußschalen gewonnene Absud:

Hausmittel

Zerkleinern Sie eine Handvoll grüner Nußschalen, sieden Sie sie eine halbe Stunde, filtrieren Sie den Absud, und fügen Sie ein Stück Alaun hinzu, bevor Sie das Ganze nochmals aufkochen. Damit waschen Sie die Haare und massieren die Kopfhaut.

Die bekannteste und beliebteste Verwendung grüner Nüsse führt zu dem aromatischen, verdauungsstabilisierenden Nußschnaps:

Hausmittel

Schneiden Sie etwa zwanzig grüne Nüsse nach gründlichem Waschen in Stücke, und füllen Sie sie mit je einer Prise Ingwer, Zimt und Gewürznelken in eine Flasche. Gießen Sie einen Liter Branntwein dazu, und verkorken Sie die Flasche gut, bevor Sie sie nun etwa vier Wochen an einem warmen Ort stehen lassen. Nach dieser Zeit fügen Sie zweihundertfünfzig Gramm gesättigte Zuckerlösung hinzu, die Sie aufgekocht und abgekühlt haben. Nachdem das Ganze einen weiteren Monat gut verschlossen an der Sonne gestanden hat, können Sie den Schnaps filtrieren und zur längeren Lagerung in neue Flaschen füllen.

Odermennig *(Agrimonia eupatoria)*

(Ackerkraut, Ackermennig, Adrian, Franzkraut, Lebenskraut, Leberklette, Otterminze, Ottermönch, Stubkraut)

Schon im klassischen Altertum war diese Pflanze bekannt und ihre Heilkraft berühmt. Sie wächst in ganz Europa an Wegrändern und Hecken und hält sich besonders gerne in der Nachbarschaft von Holzzäunen auf. Ihr aufrechter, haariger Stengel wird bis zu einem

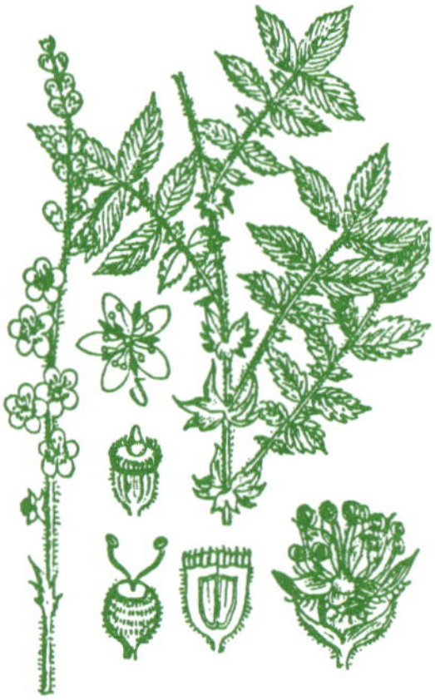

Meter hoch, die länglich-ovalen Blätter sind gefiedert, die Blütentraube ist rutenförmig. Die kleinen gelben Blüten bringen Früchtchen mit hakigen Borsten hervor. Gesammelt werden entweder nur die Blätter vor der Blüte oder ganze Pflanzen. Man trocknet sie

und kann sie entweder für den Teeaufguß zerkleinern oder auch zu Pulver zerstoßen.

Als vorzügliches Wundkraut dient es für Auflagen auf schlecht heilenden Wunden, für Bäder oder zum Gurgeln.

> *Hausmittel*
> Eine Handvoll Kraut wird in einem Liter kaltem Wasser angesetzt, zum Kochen gebracht und zehn Minuten ziehen gelassen.

Die in der Pflanze enthaltenen Gerbstoffe, Bitterstoffe und ätherischen Öle machen sie aber auch bei innerlichem Gebrauch zu einem bewährten Hausmittel bei der Blasen-, Nieren-, Leber- und Milzbehandlung und bei Sekretionsstörungen im Verdauungstrakt.

> *Hausmittel*
> Nehmen Sie drei Teelöffel der getrockneten, zerkleinerten Blätter, und gießen Sie sie mit drei Tassen kochendem Wasser auf. Lassen Sie den Tee drei Minuten ziehen, und trinken Sie diese Tagesmenge ungesüßt schluckweise über den Tag verteilt.

Sie können die Blätter aber auch zu einem feinen Pulver zerstoßen und davon dreimal täglich je zwei Gramm einnehmen.

Pestwurz *(Petasites officinalis)*

(Großer Lattich, Großer Huflattich)

An kiesigen und schlammigen Bach- und Flußufern wächst im März oder April der Blütenschaft dieser Pflanze. Er ist hohl und an der Spitze reichlich mit schmutzigrosa Korbblüten versehen. Erst nach dem Verblühen treiben die Blätter aus, die herzförmig sind und Durchmesser bis zu einem Meter haben können. Vielleicht haben Sie in Ihrer Kindheit bei plötzlichen Regenfällen auch solche Blätter als Nässeschutz über den Kopf gestülpt?

Eben diese Blätter sind es, denen eine beachtliche Heilwirkung bei der Wundbehandlung zugeschrieben wird. Ähnlich wie beim Huflattich kann man auch die zerquetschten Blätter der Pestwurz auf Schwellungen, Quetschungen, Geschwüre, juckende Insektenstiche oder Gichtknoten legen. Für die innerliche Anwendung bereitet man aus den getrockneten Wurzeln einen Tee. Er senkt das Fieber, treibt den Schweiß, beruhigt die Nerven und reinigt das Blut.

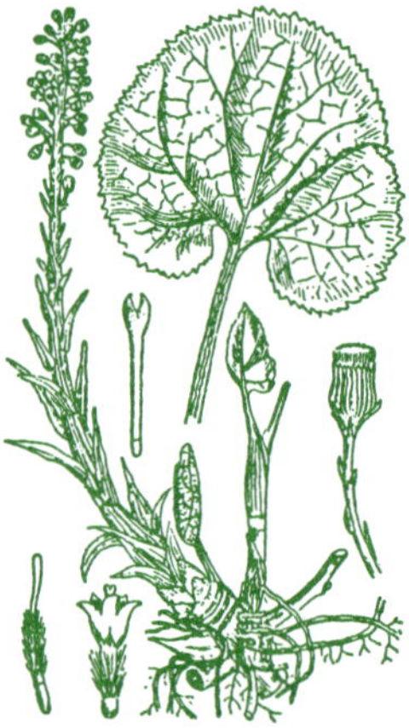

Hausmittel

Setzen Sie zwei Teelöffel zerkleinerte Wurzelstücke über Nacht mit einer Tasse kaltem Wasser an. Erwärmen Sie den abgeseihten Tee auf Trinktemperatur, und trinken Sie ihn ungesüßt und schluckweise.

Petersilie *(Petroselinum hortense)*

(Kräutel, Peterle, Peterling, Silk)

Von ihrer südeuropäischen Heimat aus hat die Petersilie alle Gemüse- und Küchengärten Europas erobert. Als Gewürz ist sie aus unseren Kochrezepten nicht mehr wegzudenken. Hier soll aber auch an die beachtliche Heilkraft dieser Pflanze erinnert werden, die aus einer weißlichen, langen Pfahlwurzel langstielige gefiederte Blätter und gelblichgrüne Blütendolden treibt. Aus diesen entstehen dann die Samen, die ähnlich wie Kümmel und Fenchel verwendet werden können. Am besten sammelt man sie knapp vor der Reife, also etwa Anfang August, indem man die Dolden abschneidet, Leinensäckchen darüberstülpt und sie gebündelt aufhängt. Die bei der völligen Reife ausfallenden Samen werden so in den Leinensäckchen aufgefangen.

In manchen Fällen genügt es, die Wurzel in der Suppe mitzukochen, um die Verdauungsvorgänge und die Entwässerung anzuregen. In anderen Fällen wird es besser sein, ein bis zwei Tassen Tee aus Petersiliensamen zu trinken.

Hausmittel

Nehmen Sie zwei gestrichene Teelöffel voll Petersiliensamen, und überbrühen Sie sie mit zwei Tassen kochendem Wasser. Lassen Sie den Tee drei Minuten ziehen, trinken Sie ihn dann schluckweise, über den Tag verteilt.

Das aus den Samen gewonnene ätherische Öl intensiviert durch seine hohe Wirkstoffkonzentration die erwähnten Eigenschaften. Es sollte nur auf Verordnung des Arztes und in sparsamer Dosierung eingenommen werden, und auf keinen Fall dann, wenn entzündliche Erkrankungen im Nierenbereich vorliegen.

Pfefferminze *(Mentha piperita)*

(Balsam, Englische Minze, Hausminze)

Die vierkantigen Stengel der Pflanze werden etwa einen halben Meter hoch und verästeln sich oben. Die spitzen Blätter sind gezähnt, die rosa bis violetten Lippenblüten bilden Scheinähren an den Stengelspitzen. Der angenehme charakteristische Duft schützt die Pfefferminze weitgehend vor Verwechslung. Aus dem Fernen Osten stammend, wächst sie bei uns vor allem in Gärten oder im Feldbau, doch finden sich auf vielen Wiesen und Rainen verwilderte »Gartenflüchtlinge«. Sammeln Sie entweder die ganze Pflanze oder die blühenden Triebspitzen, und zwar mittags bei hellem Sonnenschein. Unter diesen Bedingungen ist der wertvolle Ölgehalt am höchsten. Das aus den Blättern gewonnene Pfefferminzöl ist mit den Mitteln einer normalen Küche nicht herstellbar und muß gekauft werden. Es ist aber auch im Pfefferminztee, allerdings in geringerer Konzentration, vorhanden. Es wirkt spürbar auf die wärmeleitenden Nerven, indem es ein zartes Kältegefühl auslöst. Gleichzeitig kann es bei äußerlicher Anwendung leichte Schmerzen beseitigen und Krämpfe lösen.

Die schmerzstillende und krampflösende Eigenschaft der Pfefferminze erweist sich auch bei innerlicher Anwendung wohltuend. Koliken und Krämpfe lösen sich, Blähungen und Magenschmerzen verschwinden, und das nervöse Herzklopfen normalisiert sich. Parallel dazu erfolgt eine seelische Entspannung, die ebenfalls das

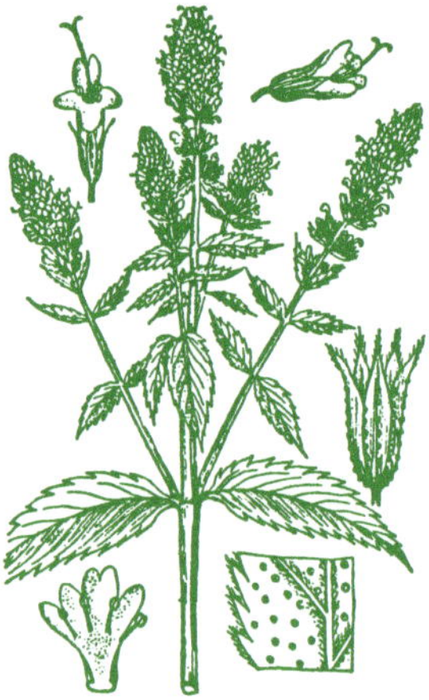

körperliche Wohlbefinden unterstützt. Die einfachste Zubereitung erfolgt als Tee:

> *Hausmittel*
> Überbrühen Sie drei Teelöffel getrocknete Pfefferminzblätter mit drei Tassen kochendem Wasser, und lassen Sie sie drei Minuten ziehen. Damit haben Sie die Menge für einen Tag, die Sie entweder bei Bedarf anwärmen oder in einer Thermosflasche warmhalten können. Eine Pfefferminzkur sollte allerdings nie länger als ein bis zwei Wochen dauern, dann muß pausiert werden!

Der belebende Effekt der Pfefferminze äußert sich besonders stark, wenn man sie als Badezusatz verwendet. Aber auch die Pfefferminzmilch ist ein wohlschmeckender Muntermacher:

> *Hausmittel*
> Überbrühen Sie einen Eßlöffel getrocknete und zerkleinerte Pfefferminzblätter mit einem Viertelliter kochender Milch, und lassen Sie sie fünf Minuten lang ziehen.

Preiselbeere *(Vaccinium vitis idaea)*

(Bickelbeere, Fuchsbeere, Grantel, Kronsbeere, Mehlbeere, Rauschbeere, Sauerbeere, Steinbeere)

Der bis zu einem Viertelmeter hoch wachsende Zwergstrauch hat lederartige ovale Blättchen und trägt im Herbst rote Beerenfrüchte von herbsüßem Geschmack. Sie reifen im August und im September. Davor oder besser danach empfiehlt es sich, auch die Blätter zu sammeln, die einen vorzüglichen Heilstoff zur Behandlung chronischen Blasenkatarrhs oder einer Nierenbeckenentzündung enthalten. Auch bei gichtischen und rheumatischen Beschwerden hat sich eine Abkochung der Preiselbeerblätter bewährt.

Hausmittel

Kochen Sie zwei Teelöffel der getrockneten, zerkleinerten Blätter mit einem Viertelliter Wasser auf, lassen Sie den Tee drei Minuten lang ziehen, und trinken Sie ihn dann schluckweise und ungezuckert.

Die getrockneten Beeren sind, ähnlich wie die Heidelbeeren, ein gutes und einfach zu nehmendes Mittel gegen Durchfall. Die frischen Beeren ergeben – mit Zucker eingekocht – ein schmackhaftes und vitaminreiches Kompott. Für den in der Volksheilkunde gegen Verdauungsbeschwerden verwendeten Preiselbeergeist brauchen Sie ebenfalls frische Beeren:

Hausmittel

Setzen Sie zweihundertfünfzig Gramm Preiselbeeren in einem Liter Branntwein (verdünntem Weingeist) einen Monat lang an, und schütteln Sie in dieser Zeit gelegentlich den Ansatz. Danach filtern Sie die Flüssigkeit und füllen sie in frische Flaschen um, die Sie gut verschließen.

Quecke *(Agropyron repens)*

(Graswurzel, Hundsgras, Schnürgras, Schließgras, Wurmgras)

Die Quecke ist eine mit dem Weizen verwandte Graspflanze, die auf Wiesen, Weiden und Äckern zahlreich vorkommt. Aus dem kriechenden, weitverzweigten Wurzelstock erheben sich lange schlanke Stengel, die bis zu über einen Meter hoch werden und eine schmale Ähre tragen. Die sehr langen, schmalen Blätter sind von sattgrüner Farbe und fühlen sich rauh an. Die Wurzel dieser Pflanze gilt als hervorragendes Blutreinigungsmittel, das in einem entschlackenden Frühlingstee nicht fehlen sollte.

Hausmittel

Mischen Sie zu etwa gleichen Teilen Queckenwurzel, Brennessel, Gundelrebe und Holunderblätter, und gießen Sie drei gehäufte Teelöffel dieser Mischung mit einem halben Liter kochendem Wasser auf. Diese Menge, die Sie mit Honig leicht süßen können, sollten Sie über den Tag verteilt trinken.

Der aus der Queckenwurzel frisch gepreßte Saft hat eine sehr günstige Wirkung bei allen Leiden, die auf einen Mangel an Mineralien und Vitaminen zurückgehen. Durch den hohen Gehalt an Kieselsäure hat der Queckenwurzeltee auch einen wohltuenden Einfluß auf Erkrankungen der Atmungsorgane.

Hausmittel

Nehmen Sie einen Teelöffel der getrockneten, zerkleinerten Wurzel, und kochen Sie die Droge mit einem Viertelliter Wasser auf. Seihen Sie den Tee ab, nachdem er eine Minute gezogen hat. Leichtes Süßen mit Honig ist zulässig.

Gegen Gelenkentzündung schreibt die Volksmedizin eine Breiauflage vor:

Hausmittel

Kochen Sie drei Handvoll Queckenwurzel, und zerstoßen Sie sie zu einem Brei. Diesen tragen Sie auf ein Leinenläppchen auf, das Sie möglichst warm auf die erkrankte Stelle legen. Wiederholen Sie diesen Vorgang mehrmals!

Quendel *(Thymus serpyllum)*

(Feldkümmel, Feldthymian, Gundelkraut, Gundling, Marienbettstroh, Rainkümmel, Wilder Thymian)

Dieser kleine Halbstrauch kommt auch in alpinen Regionen vor und hat gerade dort die stärkste Wirkstoffkonzentration. Im allgemeinen steht er auf trockenen, besonnten Böden, wo er mit seinen elliptischen Blättchen und leuchtend rotvioletten Lippenblütchen ganze Kissen bildet. Auch in vielen Steingärten wird die anspruchslose Pflanze gerne gepflanzt, ebenso als ertragreiche Bienenweide in der Nähe von Bienenstöcken. Gesammelt wird das blühende Kraut ohne die verholzten Stengelteile. Es muß sofort im Schatten getrocknet und dabei nicht berührt oder nur mit Glas- oder Holzlöffeln umgeschichtet werden.

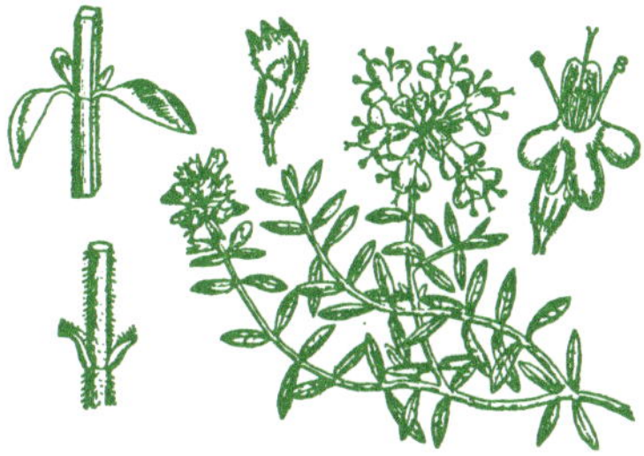

Ähnlich wie der verwandte Thymian wirkt der Quendel schleimlösend und auswurffördernd, hat aber auch eine magenstärkende und krampflösende Eigenschaft, wobei er gleichzeitig beruhigt.

Hausmittel

Überbrühen Sie für eine Tagesmenge zwei Teelöffel der getrockneten, zerkleinerten Pflanze mit zwei Tassen kochendem Wasser, und lassen Sie den Tee drei Minuten ziehen. Er darf mit Honig gesüßt werden.

Will man Quendel als stärkenden und erfrischenden Badezusatz verwenden, nimmt man für ein Vollbad etwa hundert Gramm getrocknetes Kraut und kocht es mit zwei Liter Wasser auf. Nach dem Abseihen schüttet man die Flüssigkeit ins Badewasser.

Rauke siehe *Hederichkraut*

Rettich *(Raphanus sativus)*

(Bierrettich, Radi, Retwurzel)

Der Rettich wird in den meisten heimischen Gärten angepflanzt und steht von Juni bis September frisch zur Verfügung. Da er auch im Gemüsehandel leicht zu bekommen ist, sollte die rübenartige

Wurzel in keiner Frühjahrskur fehlen. Man kann sowohl den frisch gepreßten Saft einnehmen, nachdem man den Geschmack durch Beigabe von Honig entschärft hat, oder man kann die Wurzel reiben und mit Vollkornbrot essen. Allerdings sollten Sie darauf achten, daß Sie nicht allzu große Mengen einnehmen, da diese die Magenschleimhaut reizen.

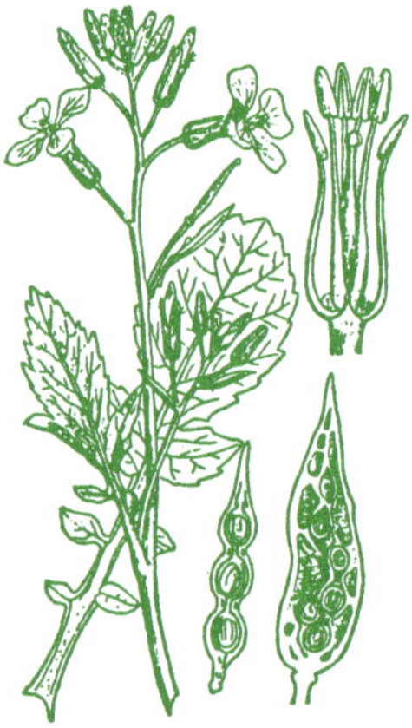

In kleinen Mengen regt der Rettich die Magen- und Darmtätigkeit an und fördert den Gallenfluß. Der hohe Vitamingehalt wirkt sich besonders günstig auf das Allgemeinbefinden aus und verhindert die Frühjahrsmüdigkeit. Wollen Sie gleichzeitig eine Erkrankung der Atemwege bekämpfen, empfiehlt sich folgendes Rezept:

Hausmittel

Reiben Sie die Rettichwurzel, pressen Sie den Saft aus dem Geriebenen, und setzen Sie etwas Honig zu. Davon nehmen Sie dreimal täglich drei Eßlöffel durch zwei Wochen. Nach einer einwöchigen Pause können Sie die Kur wiederholen.
Wenn allerdings eine akute Gastritis oder Darmentzündung vorliegt, sollten Sie vom Rettichgenuß gänzlich absehen.

Rhabarber *(Rheum palmatum)*

Es gibt verschiedene Sorten dieser aus Asien stammenden Pflanze, die aber im wesentlichen alle gleich wirken. In Mitteleuropa wird meistens der Pontische Rhabarber angepflanzt. Als Arznei verwendet wird die getrocknete Rhabarberwurzel entweder in Stücken oder in pulverisierter Form. Dieses Mittel wirkt auf den Verdauungsapparat, wobei sich der Effekt durch eine geänderte Dosierung ins Gegenteil verkehrt. Während nämlich eine größere Menge Rhabarberwurzelpulver abführend wirkt, führt eine geringe Gabe zu Stuhlverstopfung. Zwar macht die reizlose Wirkungsweise diese Droge für die Verabreichung an Kinder sehr geeignet, doch spricht die Schwierigkeit der richtigen Dosierung gleichzeitig gegen die Volkstümlichkeit des Heilmittels. Auf keinen Fall soll man die Blätter verarbeiten!

Hingegen kann man die Stengel des Pontischen Rhabarbers, als Kompott zubereitet, sehr wohl gegen Verstopfung und bei Vitaminmangel genießen, ohne gegenteilige Resultate befürchten zu müssen. Stillende Mütter allerdings sollen keine Rhabarberspeisen zu sich nehmen, da in diesem Fall die Muttermilch beim Säugling Durchfall hervorrufen könnte.

Hausmittel

Sehr durstlöschend und bekömmlich ist der Saft aus einer Rhabarberabkochung für fiebernde Kranke. Er kann zur Stärkung und Geschmacksverbesserung mit Honig vermischt werden. Die leicht harntreibende Wirkung ist hierbei gleichfalls vorteilhaft.

Ringelblume *(Calendula officinalis)*

(Goldblume, Ringelrose, Studentenblume, Sonnenwende, Totenblume)

Diese aus Südeuropa stammende Pflanze ist bei uns durchaus heimisch geworden, sie gedeiht jedoch nur in geschützten Gärten. Der bis zu einem halben Meter hohe Stengel ist verzweigt und trägt neben länglich-ovalen wechselständigen Blättern an den Stengelenden leuchtende orangfarbig-gelbe Korbblüten, die die Eigenschaft haben, sich bei Regen zu schließen. Im Gegensatz zu ihrem hübschen Aussehen hat die Blume allerdings einen unangenehmen Geruch.

Für Heilzwecke werden die Blätter gesammelt, vor allem aber die Blüten. Sie müssen mit äußerster Sorgfalt behandelt und aufbewahrt werden, damit sie ihre heilenden Wirkstoffe nicht einbüßen. Bemerkenswerte Heilergebnisse erzielt die Ringelblumenbehandlung bei Verletzungen und Wunden. Ähnlich wie Arnika wirkt die Ringelblume reinigend und zusammenziehend, und sie fördert die Bildung neuer Haut. Hier wird man in erster Linie die Ringelblumentinktur einsetzen.

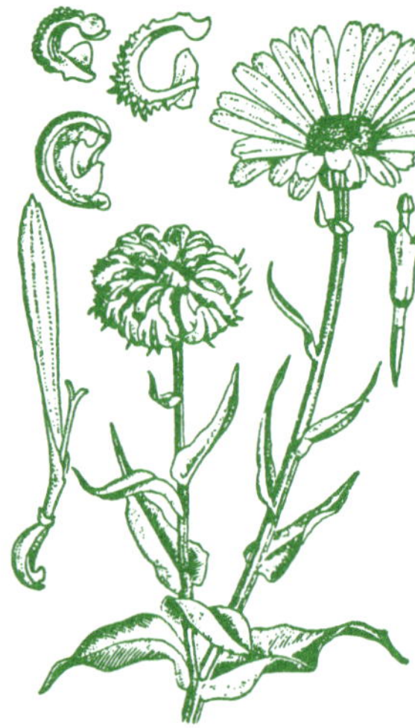

Hausmittel

Setzen Sie zwei Handvoll Blüten in einem Liter Weingeist sechs Wochen an, und schütteln Sie den Ansatz in dieser Zeit mehrmals kräftig durch. Nach dem Filtrieren füllen Sie die Flüssigkeit in frische Flaschen, die Sie gut verschließen. Sie haben damit stets ein Mittel zur äußerlichen Behandlung von Blutergüssen, Zerrungen oder Verstauchungen zur Hand.

Für die Behandlung offener Wunden müssen Sie die Tinktur mit abgekochtem Wasser 5 : 1 verdünnen, damit sie für Umschläge auf eiternde oder wundgelegene Stellen, Geschwüre und Geschwülste geeignet ist.

Hausmittel

Gewinnen Sie durch Zerkleinern und Auspressen frischer Blüten zehn Gramm Blütensaft, den Sie mit fünfzig Gramm frischem, zerlassenem Schweineschmalz verrühren. Gießen Sie die Masse in ein gut verschließbares Töpfchen, das Sie im Kühlschrank aufbewahren und im Notfall jederzeit zur Hand haben sollten.

Bei allen erwähnten Beschwerden läßt sich auch die Ringelblumensalbe verwenden, die ebenfalls leicht herzustellen ist.
Zur innerlichen Anwendung, die bei entzündlichen Erkrankungen des Magen-Darm-Trakts angezeigt ist, können Sie folgenden Tee bereiten:

Hausmittel

Nehmen Sie fünf Teelöffel getrocknete oder frische Blüten, und überbrühen Sie sie mit einem halben Liter kochendem Wasser. Lassen Sie sie vor dem Abseihen an die zehn Minuten ziehen. Damit haben Sie die Tagesmenge vorbereitet, von der Sie etwa jede Stunde ein bis zwei Eßlöffel voll ungesüßt zu sich nehmen sollten.

Wird er regelmäßig eingenommen, wirkt dieser Tee blutreinigend. Wenn er in der letzten Woche vor Beginn der Menstruation täglich getrunken wird, normalisiert er deren Verlauf und Stärke.

Rosmarin *(Rosmarinus officinalis)*

ACHTUNG: VERGIFTUNG MÖGLICH!

(Brautkraut, Hochzeitsblümel, Weihrauchkraut)

Bei uns wächst diese aus Südeuropa stammende frostempfindliche Pflanze nur in geschützten Gärten oder in Blumentöpfen. Das strauchartige Gewächs kann einen Meter hoch werden. Die gegen-

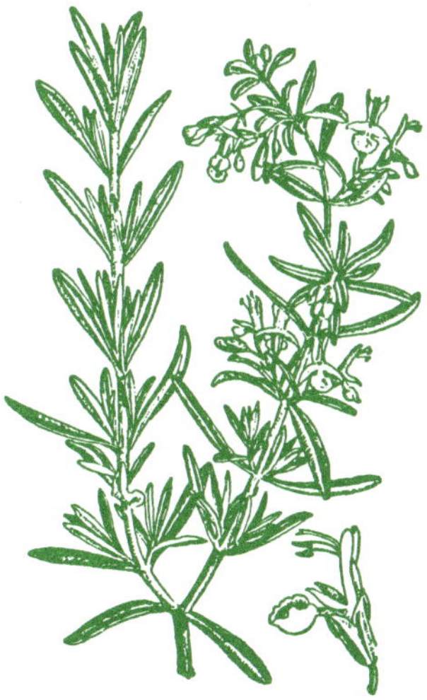

ständigen Blätter besitzen eine weißfilzige Unterseite. Die blaßblauen oder weißlichen Blüten wachsen quirlförmig in den Blattachseln und haben einen kampferartigen Duft. Da für Heilzwecke das blühende Kraut verwendet wird, sind die Monate April und Mai die richtige Erntezeit.

Das im Rosmarin reichlich vorhandene ätherische Öl wirkt durchblutungsfördernd und gefäßerweiternd, sollte aber wegen ebenfalls darin vorhandener Giftstoffe nur äußerlich und in entsprechender Verdünnung angewendet werden, da es sonst Hautreizungen auslösen kann.

Will man die Vorteile der Rosmarinbehandlung genießen, ohne unangenehme Nebenerscheinungen fürchten zu müssen, empfiehlt es sich, eine Abkochung als Badezusatz zu verwenden.

Hausmittel

Kochen Sie drei Handvoll Rosmarin in einem Liter Wasser eine Viertelstunde lang; dann seihen Sie die Flüssigkeit ab und schütten sie ins Badewasser.

Roßkastanie *(Aesculus hippocastanum)*

(Wilde Kastanie, Kestenbaum, Pferdekastanie)

Der anspruchslose, bis zu fünfundzwanzig Meter hochwachsende Baum stammt aus Asien. Er wurde im sechzehnten Jahrhundert

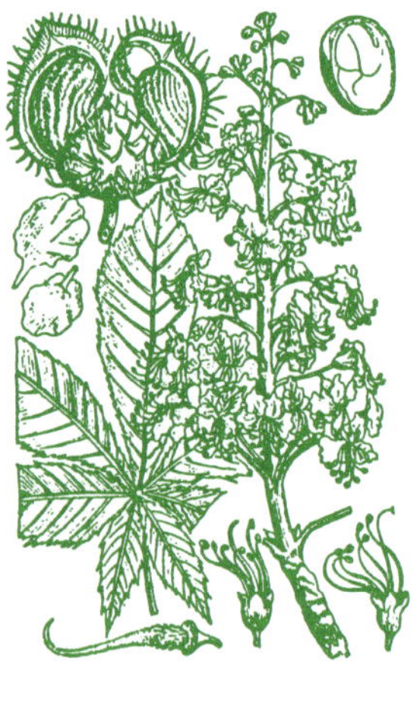

nach Wien importiert und trat von der Donaustadt aus die Eroberung Europas an.

Seither ist der Kastanienbaum als beliebter Park- und Alleebaum in allen Städten häufig zu finden – nicht zuletzt als schattenspendendes »Dach« bayerischer Biergärten.

Er hat große gefingerte Blätter und aufrechtstehende, kegelförmige Blütentrauben, die sogenannten »Kerzen«. Aus diesen entwickeln sich Kapselfrüchte mit stacheliger grüner Schale und glänzend dunkelbraunen Kastanien, die einen weißen Ansatzfleck tragen. Sowohl die Blätter wie auch Früchte und Rinde enthalten Wirkstoffe, die gegen Hämorrhoiden, Krampfadern, Frostbeulen und Flechten äußerlich angewendet werden können.

Gegen diese Beschwerden können Sie auch einen Badezusatz herstellen, indem Sie drei Pfund reife Kastanien zerkleinern und mit drei Liter Wasser eine Viertelstunde kochen. Dann mengen Sie die abgeseihte Flüssigkeit dem Bad bei.

Durch Roßkastanienpräparate innerlich behandelt werden Darmerkrankungen, Durchfälle, Katarrhe der Atmungsorgane und Prostatabeschwerden. Wenn Sie nicht auf ein Fertigprodukt aus der Apotheke zurückgreifen wollen, können Sie folgenden Tee zubereiten:

Hausmittel

Überbrühen Sie zwei Teelöffel getrocknete Kastanienrinde, die von jungen Ästen stammt, mit zwei Tassen kochendem Wasser. Lassen Sie den Tee fünf Minuten ziehen, und trinken Sie ihn tagsüber lauwarm in kleinen Portionen.

Ruprechtskraut *(Geranium robertianum)*

(Gichtkraut, Gottesgnadenkraut, Storchschnabel)

Die auf feuchten Wiesen und an schattigen Hecken stehende Pflanze hat einen bis zu fünfzig Zentimeter hohen Stengel mit mehreren Seitentrieben, an denen jeweils zwei rosarote Blüten stehen. Aus ihnen entwickeln sich Spaltfrüchte, die einem Storchenschnabel gleichen. Die gefiederten, gespalteten Blätter riechen unangenehm. Gesammelt und gegen Durchfälle verwendet wird das blühende Kraut.

> *Hausmittel*
> Lassen Sie einen Teelöffel getrocknetes, geschnittenes Kraut mit einem Viertelliter kaltem Wasser über Nacht stehen. Trinken Sie diese Menge tagsüber in drei Portionen, die Sie leicht erwärmen.

Zum Baden schlecht heilender Wunden oder zum Spülen einer entzündeten Mundhöhle empfiehlt sich folgender Tee:

> *Hausmittel*
> Sie setzen drei Teelöffel des getrockneten Krautes in einem halben Liter Wasser kalt an, bringen es zum Kochen und lassen es zehn Minuten ziehen.

Mit dieser Abkochung können Sie auch feuchte Umschläge für strapazierte, gerötete Augen oder einen entzündeten Hals machen. Alte Kräuterbücher geben Patienten, die unter Ohrenschmerzen leiden, den Rat, auf einem mit Ruprechtskraut gefüllten Kissen zu schlafen.

Salbei *(Salvia officinalis)* **ACHTUNG: VERGIFTUNG MÖGLICH!**

(Edelsalbei, Gartensalbei, Kreuzsalbei, Sophie, Selve)

Der Salbei ist ein ausdauernder, genügsamer Halbstrauch, der allerdings wegen seiner südländischen Herkunft sehr frostempfindlich ist. Da der Echte Salbei bei uns nur im Garten gedeiht, wird man ihn deshalb an windgeschützten Stellen pflanzen. Der vierkantige Stengel ist fast weißfilzig wie die jungen Blätter, die fein gekerbt und etwas runzlig sind. Die violetten Lippenblüten stehen in Quirlen übereinander und riechen ebenso wie die ganze Pflanze balsamisch würzig.

Schon in alten Zeiten galten die Salbeiblätter als vielseitiges Heilmittel. Sie müssen vor der Blütezeit, also im Frühling, gesammelt und unter mehrmaligem Wenden im Schatten getrocknet werden. Die Mühe lohnt sich, denn Salbei wirkt blutreinigend, schleimlösend und -abführend, entzündungshemmend und sogar schweißregulierend. Da der Genuß von Salbeitee einen Rückgang der Milchsekretion zur Folge hat, ist er für stillende Mütter eine wertvolle Hilfe beim Abstillen.

Hausmittel

Setzen Sie drei Teelöffel Salbeiblätter mit einem halben Liter Wasser kalt an, erhitzen Sie diesen Ansatz auf Siedetemperatur, und lassen Sie ihn zehn Minuten lang ziehen. Die so erzielte Tagesmenge können Sie über den Tag verteilt trinken.

Bei Halsentzündung, Rachenkatarrh oder nach einer Zahnextraktion sind lauwarme Mundspülungen und Gurgeln mit Salbeiaufguß (ein Eßlöffel mit drei Tassen Wasser überbrüht) ein ebenso einfaches wie wirkungsvolles Hausmittel.

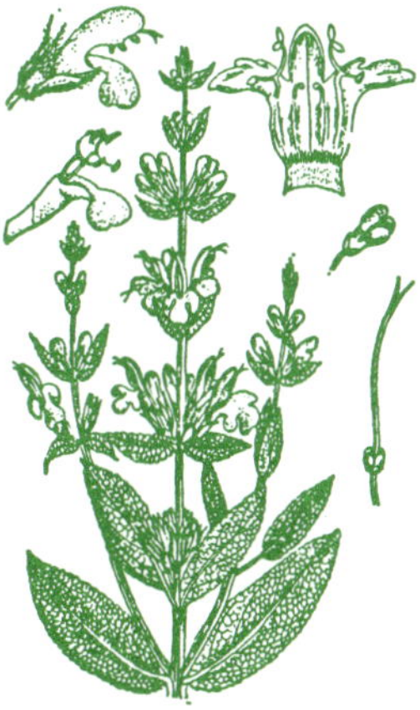

In hohen Dosierungen und bei höherer Konzentration ist der Salbeitee nicht ungefährlich und kann Vergiftungserscheinungen hervorrufen. Nimmt man einen kräftigen Salbeiabsud jedoch als Badezusatz, kommen nur seine positiven Eigenschaften zum Tragen:

Hausmittel

Überbrühen Sie drei Handvoll Blätter mit zwei Liter kochendem Wasser, nach fünfminütigem Ziehenlassen fügen Sie die abgeseihte Flüssigkeit dem Badewasser hinzu.

Salomonssiegel: siehe *Springwurz*

Sanddorn *(Hippophaë rhamnoides)*

(Amritscherl, Korallenbeere, Stranddorn, Rote Schlehen)

Der Sanddorn (geschützt!) ist ein kleiner Strauch, der aber unter besonders günstigen Bedingungen drei und mehr Meter hoch werden kann. Er liebt, wie schon der Name sagt, sandigen Boden, der viel Kalk enthalten sollte. Diese Voraussetzung findet er an der Ostsee, aber auch an manchen Flußufern der Alpenländer. An den dornigen Ästen trägt er silbrig glänzende, weidenähnliche Blätter. Aus den unscheinbaren Blüten reifen im Herbst leuchtend orangerote, eiförmige Beeren, die eine ganze Reihe wertvoller Heil- und Wirkstoffe enthalten, so daß sie auch von der pharmazeutischen Industrie häufig verarbeitet werden.

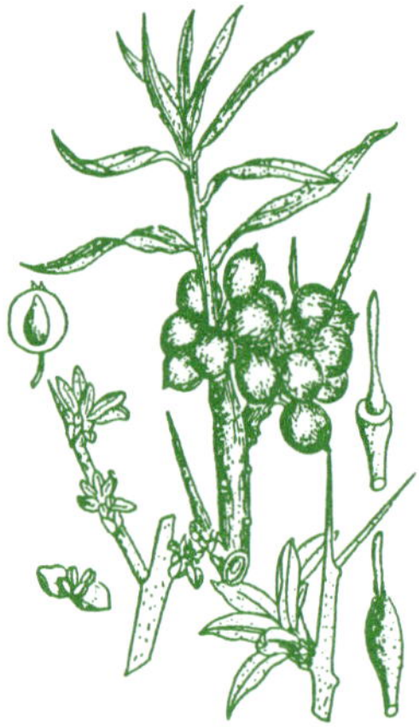

Besonders hoch ist der Gehalt an Vitamin C, wodurch die Sanddornfrucht ein wirkungsvolles Vorbeugungsmittel gegen Infektionen wird. Darüber hinaus trägt Vitamin C zum Funktionieren der blutführenden Gefäße bei, fördert die Zellatmung und die Knochenbildung. Da die Beere auch andere Vitamine enthält, ist Sanddornsaft oder der Genuß der ganzen Beere auch ein Hausmittel bei vielen Mangelerscheinungen wie etwa Störungen der Schleimhautfunktion, Zahnfleischbluten, Kopfschmerzen, allgemeine Müdigkeit und Konzentrationsschwäche.

Sanddornsaft läßt sich zwar mit dem Entsafter auch zu Hause herstellen, ist aber einfacher im guten Fachhandel zu beschaffen.

Dafür können Sie die köstliche Sanddornmarmelade selbst zubereiten, die sich als Brotaufstrich und Dessertgarnierung vorzüglich eignet:

Hausmittel
Kochen Sie drei Teile Sanddornfrüchte mit zwei Teilen Zucker so weich, daß Sie das Fruchtfleisch durch ein grobes Sieb passieren können. Bringen Sie das Mus noch einmal zum Kochen, und füllen Sie es dann in gut gereinigte, trockene Gläser. Nach dem Abkühlen – die Gläser sollen dabei durch ein darübergelegtes Tuch geschützt sein – werden die Gläser mit angefeuchtetem Pergamentpapier gut verschlossen.

Sanikel *(Sanicula europaea)*

(Bruchkraut, Heildolde)

Vorwiegend im Gebirge wächst und blüht diese heilkräftige Pflanze, die aus einem kräftigen Wurzelstock etwa fünfzig Zentimeter hohe Stengel treibt, an denen drei- bis fünffach gefiederte

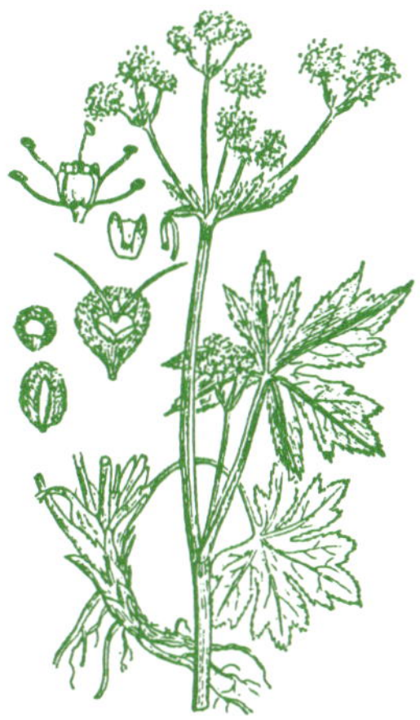

Blätter stehen. Den Stengelabschluß bilden die Blütendolden, die im Mai und Juni gemeinsam mit den oberen Blättern gesammelt werden können. Sie enthalten Saponine, zudem ein wenig ätherische Öle, Bitterstoffe und Gerbstoff. Das erklärt ihre zusammenziehende und leicht blutstillende Wirkung, wenn man das frische, zerquetschte Kraut auf eine Wunde legt.

Der Tee der getrockneten Pflanze eignet sich auch zum Spülen der Mund- und Rachenhöhle bei leichten Entzündungen. Als Waschung kann man ihn gegen Hautausschläge anwenden. Sanikeltee, eventuell auch mit anderen magenheilenden Teesorten vermengt, kann überdies gegen Magen- und Darmkatarrh zur Anwendung kommen.

Hausmittel

Gießen Sie zwei Teelöffel des getrockneten und zerkleinerten Krautes mit einem Viertelliter kochendem Wasser auf, und lassen Sie dies zehn Minuten ziehen. Nach dem Abseihen steht Ihnen die richtige Tagesmenge zur Verfügung, die Sie schluckweise, lauwarm und ungesüßt trinken sollten.

Sauerampfer *(Rumex acetosa)*

ACHTUNG: VERGIFTUNG MÖGLICH!

(Feldampfer, Wiesenampfer, Kuckuckskraut)

Meist steht er an Bachufern und auf feuchten Wiesen. Der gefurchte und in Wurzelnähe meist rötliche Stengel wird bis zu acht-

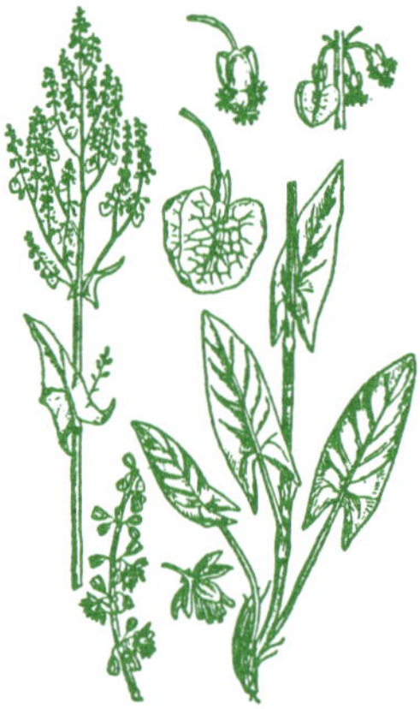

zig Zentimeter hoch. Er trägt die fleischigen, pfeilförmigen Blätter und im Mai und Juni die in rispigen Trauben stehenden, unscheinbaren rötlich-grünen Blüten. Gesammelt werden im Frühling die jungen Blätter.

Als Zutat zu einem gemischten Frühlingssalat stellen sie wegen ihres säuerlichen Geschmacks eine willkommene Bereicherung dar. Die Volksheilkunde empfiehlt auch bei entzündeter Haut die Auflage frischer Sauerampferblätter oder Waschungen mit Sauerampfertee, den man aus den getrockneten Blättern aufgießen kann.

Achtung: Streng untersagt ist der Genuß von Sauerampfer allen jenen Menschen, die kranke oder empfindliche Nieren haben. Sie sollten auch darauf verzichten, auf Sommerwanderungen Sauerampferblätter zu kauen.

Sauerklee *(Oxalis acetosella)*

(Buchampfer, Hainklee, Hasenklee, Kuckucksbrot, Waldklee)

In humusreichen Laub- und Nadelwäldern findet man häufig diese zarte Kleepflanze, die bei trübem und feuchtem Wetter ihre Blättchen zusammenlegt. Die grundständigen, einblütigen Stiele überragen die Blätter meist, sind aber ihrerseits auch nicht höher als etwa zehn Zentimeter. Die fünf Blütenblätter sind weiß mit zar-

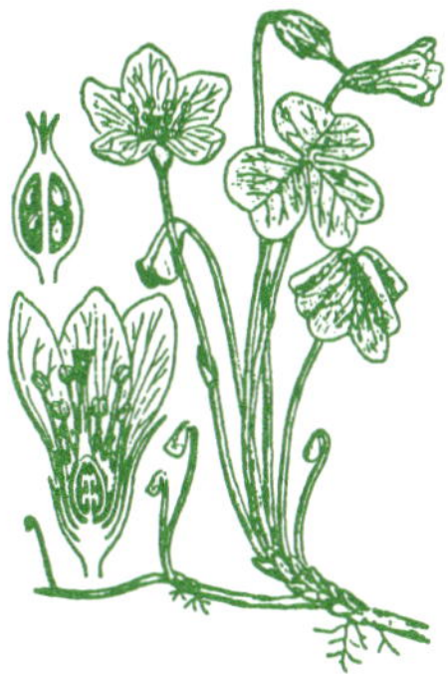

ten violetten Adern. Verwendet werden vor allem die Blätter mit dem Stengel in frischem Zustand. Wegen der reichlich enthaltenen Oxalsäure sollte man von übermäßigem Genuß absehen. In geringen Mengen fördert der Sauerklee jedoch den Stoffwechsel und wirkt appetitanregend.

Auch der Tee wird bei dieser schwer zu trocknenden Pflanze vorzugsweise durch Überbrühen der frischen Blätter hergestellt.

Hausmittel

Überbrühen Sie einen Eßlöffel frische, zerkleinerte Blätter mit einem Viertelliter kochendem Wasser, und lassen Sie sie drei Minuten ziehen. Diese Tagesmenge, die nicht überschritten werden sollte, reinigt das Blut, stärkt den Magen und erleichtert die Menstruation. Kalt getrunken, ist der Tee eine angenehme Erfrischung an heißen Tagen, die auch gegen Sodbrennen hilft.

Achtung: Nierenkranke oder -schwache Personen sollten keinen Sauerklee, gleichgültig in welcher Form, zu sich nehmen!

Schafgarbe *(Achillea millefolium)*

(Achilles, Feldgarbe, Garbenkraut, Grillengras, Katzenkraut, Margaretenkraut, Gotteshand, Lämmerzunge, Tausendblatt)

In ganz Europa kennt man diese widerstandsfähige, genügsame Pflanze, der weder Hitze noch Kälte, weder Regen noch Trocken-

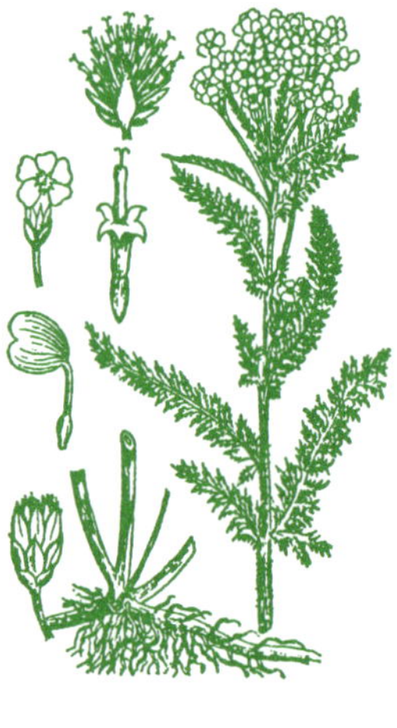

heit etwas anhaben können. An einem etwa fünfzig Zentimeter hohen markigen Stengel stehen die länglichen, doppelt gefiederten Blätter, die ihrerseits wieder mehrfach gespalten sind. Am obersten

Stengelende erhebt sich die reichblütige Traubendolde, die weiß oder rosa sein kann.

Für den Sammler ist das blühende Kraut ohne Wurzel interessant, wobei es ratsam ist, Blätter und Blüten vom holzigen Stengel zu zupfen. Beide Bestandteile enthalten das ätherische Öl Azulen, das auch in der Kamille, dort allerdings reichlicher, vorzufinden ist. Darüber hinaus enthält die Schafgarbe eine Vielzahl anderer wertvoller Wirk- und Heilstoffe, wodurch sie bei vielen Beschwerden Erleichterung verschaffen kann.

Bei den verschiedensten Magen- und Darmbeschwerden ist die Einnahme von frischem Schafgarbensaft anzuraten. Insbesondere bei chronischen Magenleiden ist die Schafgarbe wegen des allgemein anregenden Effekts des Bitterstoffes wirksam. Bei akuten Zuständen hilft sie jedoch nicht so gut wie die Kamille. Schafgarbensaft bewirkt auch, daß die Drüsentätigkeit und eine erhöhte Harnausscheidung angeregt werden. Gichtische und rheumatische Leiden erfahren eine deutliche Linderung, innere Blutungen werden gestillt, das Gesamtbefinden verbessert und die Anfälligkeit gegenüber Infektionen verringert. Als Tagesdosis reichen drei Teelöffel Saft, der früh, mittags und abends mit etwas Wasser verdünnt eingenommen werden sollte.

Nahezu alle Frauenleiden sprechen sehr gut auf Spülungen und Sitzbäder mit Schafgarbenabsud an.

Hausmittel

Kochen Sie drei Handvoll Blätter und Blüten in einem Liter Wasser auf, und lassen Sie den Absud eine Viertelstunde ziehen, bevor Sie ihn dem Badewasser zufügen.

Innerlich angewendet vermag der Schafgarbentee die gleichen Beschwerden zu besänftigen, für die auch der Frischsaft angezeigt ist:

Hausmittel

Überbrühen Sie einen Eßlöffel getrocknete Schafgarbe mit einem halben Liter kochendem Wasser, und lassen Sie den Tee fünf Minuten lang ziehen, bevor Sie ihn abseihen. Sie verfügen damit über die empfohlene Tagesmenge, die Sie in kleinen Portionen über den Tag verteilt lauwarm trinken sollten.

Schlehdorn *(Prunus spinosa)*

(Hageldorn, Saudorn, Schlehe, Schwarzdorn)

Wegen seiner spitzen Dornen wird dieser Strauch gerne dort gepflanzt, wo es gilt, eine Fläche einzufrieden. Wildwachsend steht er vorzugsweise an Waldrändern auf kalkhaltigen Böden. Noch bevor die elliptischen, gezähnten Blätter erscheinen, blüht der Strauch mit so dichten weißen Blüten, daß man die schwarzbraunen Äste kaum sieht. Im Herbst reifen die dunkelbraunen, kugeligen, stark bereiften Steinfrüchte, die man erst nach mehreren Nachtfrösten ernten sollte. Denn erst dann sind sie genießbar.

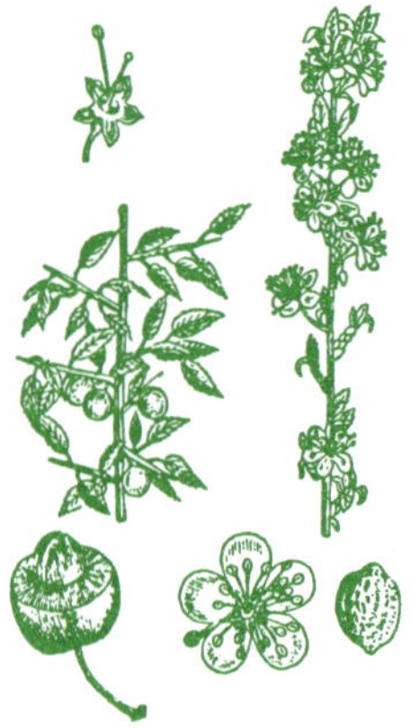

Diese Früchte, mit reichlich Zucker gekocht und passiert, ergeben ein köstliches Mus, das man Kindern mit unregelmäßigem Stuhlgang oder Verstopfung geben sollte.

Ein ebenso zuverlässiges wie unschädliches Abführmittel stellen aber auch die Blüten dar, aus denen man einen Tee herstellt.

Hausmittel

Nehmen Sie zwei Eßlöffel Blüten, und gießen Sie sie mit einem halben Liter kochendem Wasser auf. Lassen Sie sie drei Minuten ziehen, seihen Sie dann ab, und süßen Sie nach Abkühlung mit etwas Honig. Trinken Sie etwa drei Tassen über den Tag verteilt.

Neben der abführenden Wirkung besitzt dieses Getränk auch noch blut- und hautreinigende Eigenschaften – es löst den Schleim und wirkt harntreibend.

Schlüsselblume *(Primula officinalis)*

(Fastenblümel, Himmelsschlüssel, Primel)

Schon im April blüht diese liebliche und wohlriechende Blume auf den meisten unserer Wiesen, an Waldrändern und im Gebüsch. Der ausdauernde Wurzelstock treibt eine Blattrosette aus welligen Blättern und einen bis zu zwanzig Zentimeter hohen blattlosen Stengel, der die leuchtendgelbe Blütendolde trägt. Gesammelt und

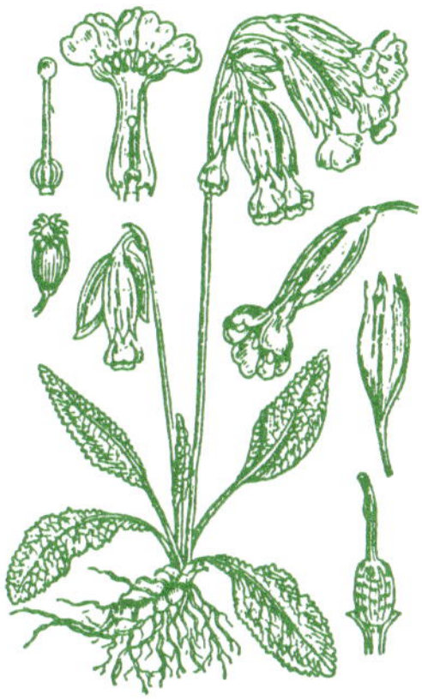

getrocknet werden die Blüten mit dem Kelch sowie die Wurzelstöcke. Von der Verwendung der Blätter sollte man lieber absehen, da sie häufig von einem Pilz befallen und dadurch wertlos sind.

Die (teilweise geschützte!) Schlüsselblume eignet sich vor allem als Bestandteil einer entschlackenden und blutreinigenden Frühjahrskur. Der folgende Mischtee ist in diesem Zusammenhang besonders zu empfehlen:

Hausmittel

Mischen Sie je zwei Teile Schlüsselblumen und Holunderblätter mit je einem Teil Brennesselblätter und Löwenzahnwurzeln. Von dieser Mischung gießen Sie täglich drei Teelöffel mit zwei Tassen kochendem Wasser auf und lassen sie drei Minuten ziehen. Es ist zulässig, den abgekühlten Tee mit Honig zu süßen.

Der pure Schlüsselblumentee gilt als vorzügliches Mittel auch gegen schwere Erkrankungen der Luftwege. Außerdem ist er ein von schädlichen Nebenwirkungen völlig freies Hausmittel gegen Kopfschmerzen, Herzschwäche und nervöse Herzbeschwerden. Bei Schlaflosigkeit kann man auf folgendes Rezept zurückgreifen:

> *Hausmittel*
> Mischen Sie drei Teile Schlüsselblumen mit zwei Teilen Lavendelblüten und einem Teil Hopfen und Johanniskraut. Von dieser Mischung nehmen Sie zwei Teelöffel und überbrühen sie mit einem Viertelliter kochendem Wasser. Nach dem Abseihen und Auskühlen fügen Sie einen Teelöffel Honig hinzu und trinken den Tee vor dem Schlafengehen.

Schnittlauch *(Allium schoenoprasum)*

(Schnittling, Schneidling)

Er fehlt in keinem Küchengarten und auf keinem Gemüsemarkt. Er sollte auch auf keiner Suppe fehlen. Denn diese mildeste aller Zwiebelsorten, deren schlauchförmige, grasähnliche Blätter man knapp über der Wurzel abschneiden und möglichst in frischem Zustand verwenden sollte, ist ein vorzüglicher Vitaminspender und hat gleichzeitig eine mild desinfizierende Wirkung. Schnittlauch regt den Appetit an und stärkt den Magen, hilft außerdem den Blutdruck zu senken und entlastet durch eine leicht entwässernde Eigenschaft auch die Nieren.

Schnittlauch ist eine köstliche Ergänzung vieler Speisen. Man kann ihn kurz vor dem Servieren auf Suppen, Soßen, Salate streuen. Er paßt auch zur Krankenkost und erfreut als Krönung eines Kartoffelpürees sowohl das Auge als auch den Gaumen. Als Zwischenmahlzeit mit Vollkornbrot und Butter gegessen, stellt der Schnittlauch ebenfalls eine ebenso wohlschmeckende wie bekömmliche Ergänzung des täglichen Speisezettels dar.

Schöllkraut *(Chelidonium maius)*

ACHTUNG: VERGIFTUNG MÖGLICH!

(Blutkraut, Goldkraut, Marienkraut, Schellkraut, Warzenkraut)

In früheren Zeiten war das Schöllkraut eine berühmte Heilpflanze, der man sogar Heilerfolge bei Krebs und Lupus (Hautflechte) nachsagte. Die moderne Forschung hat diese Behauptung allerdings nicht bestätigt. Da das Schöllkraut außerdem Giftstoffe enthält, ist man von einer innerlichen Anwendung dieser schmerzlindernden und drüsenanregenden Pflanze weitgehend abgekommen.

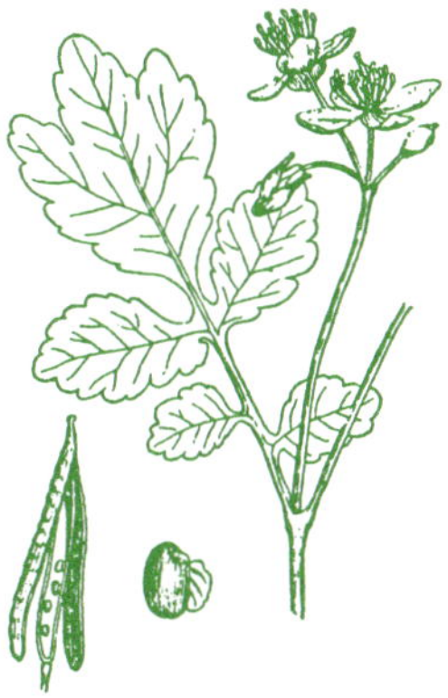

Das Schöllkraut steht, wie viele Unkrautgewächse, auf Schuttplätzen und im Ödland, auf felsigem Boden und bei Mauern.

Der verzweigte, schwach behaarte Stengel wird mehr als einen halben Meter hoch und trägt die gezähnten oder gebuchteten, an der Unterseite blaugrünen Blätter und die kleinen gelben Blütendolden. Pflückt man die Pflanze ab, quillt ein gelblicher Saft heraus, der rötliche Verfärbungen der Haut hervorruft. Dieser Saft enthält eine Reihe von Alkaloiden, von denen einige mäßig giftig sind.

Hausmittel

Diesen milchigen Saft kann man äußerlich anwenden, wenn man Warzen oder Hühneraugen loswerden will. Zu diesem Zweck sollte man die befallene Stelle mehrmals täglich beträufeln und den Saft eintrocknen lassen.

Sellerie *(Apium graveolens)*

(Eppe, Eppich, Geliwurz, Suppenkraut, Zeller)

Während die in den Mittelmeerländern wildwachsenden Formen unwirksam im Hinblick auf jegliche Heilbehandlung sind und sogar schädliche Giftstoffe enthalten, ist der bei uns in den Gärten gezogene Sellerie so reich an ätherischem Öl, Vitaminen und Spurenelementen, daß er auf keinem Küchenzettel fehlen sollte. Ver-

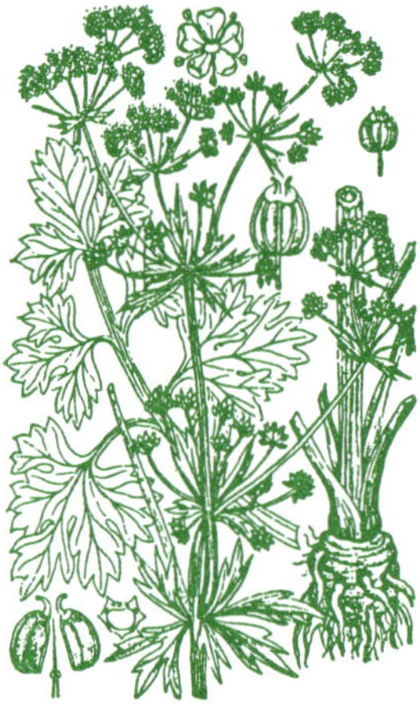

wendbar sind die jungen Stengel, die tiefgrünen, glänzenden Blätter und vor allem die weißliche Wurzelknolle. Früher sagte man dem Sellerie sogar potenzsteigernde Eigenschaften nach.

Zur Behandlung krankhafter Beschwerden, wie Rheumatismus, Gicht, Bronchitis und Blähungen, eignet sich am besten der aus der Wurzelknolle und den Blättern gepreßte Frischsaft. Eventuell mit anderen, wohlschmeckenderen Preßsäften vermischt, sollte er etwa eine halbe Stunde vor jeder Mahlzeit eingenommen werden.

Eine sehr beliebte Diät bei Hauterkrankungen ist die Sellerierohkost:

> *Hausmittel*
> Mischen Sie eine feingeriebene Sellerieknolle mit etwa derselben Menge geschabtem Apfel, und fügen Sie einen Teelöffel geriebene Nüsse hinzu.

Senf *(Brassica nigra, Sinapis alba)* **VERGIFTUNG MÖGLICH!**

(Gartensenf, Mostardkorn, Mustard)

Die botanische Unterteilung in Schwarzen und Weißen Senf ist für diesen Kräuterführer unerheblich, da beide Arten sehr ähnliche

Heilwirkung besitzen, wobei allerdings der Weiße Senf etwas milder ist.

Wildwachsend kommt der Senf an Flußufern und Kiesbänken vor. Meist wird er jedoch angebaut, was auf kalkreichen oder sandigen Böden am besten gelingt. Die einjährige Pflanze wird über einen Meter hoch, trägt unten etwas borstige, oben jedoch glatte, schmale Blätter. Aus den gelben Blüten entstehen im August und September die Schoten, in denen die stecknadelkopfgroßen, runden Senfkörner liegen, die als Gewürz und für Heilzwecke benötigt werden und brennend scharf schmecken. Sie enthalten vor allem das Senföl, das bei innerlicher Anwendung in kleinen Mengen appetitanregend und verdauungsfördernd ist, während größere Dosen die Schleimhäute und die Nieren reizen und entzünden können.

Ungefährlich ist die äußerliche Anwendung in Form des Senfteiges, der die Durchblutung steigert und gleichzeitig in die Tiefe wirkt, so daß er nicht nur bei Ischias und Nervenentzündung, sondern auch bei Bronchitis und Lungenkatarrh und Koliken rasch den Schmerz stillt:

Hausmittel

Verrühren Sie vier Eßlöffel frisch zermahlene Senfkörner mit etwa derselben Menge lauwarmem Wasser zu einem dicken Brei. Diesen Brei tragen Sie auf einem Leinenlappen üppig auf und legen ihn auf die zu behandelnde Stelle, nachdem Sie die Haut mit einem Gazestück abgedeckt haben.

Sollte dieses Senfpflaster immer noch zu scharf sein, können Sie das Senfmehl mit Weizenmehl strecken. Auf jeden Fall sollte der Senfbrei auf der Haut bleiben, bis sich ein deutliches Brennen einstellt. Dann werden die Auflage entfernt, Rückstände vorsichtig abgewaschen und die Haut mit Salbe oder Heilpuder gepflegt.

Gegen eine nahende Erkältung, heißen Kopf, kalte Füße und leichtes Fieber kann ein Fußbad, in dem Sie ein Säckchen mit etwa hundert Gramm zerstoßenen Senfkörnern zehn Minuten lang ziehen ließen, geradezu Wunder wirken. Vollbäder, denen Sie einen Senfmehlzusatz beifügen – zweihundert Gramm in zwei Liter kaltem Wasser zwei Stunden ziehen lassen und abseihen –, wirken belebend und erhöhen die Durchblutung des ganzen Körpers.

Spitzwegerich *(Plantago lanceolata)*

(Lungenblatt, Roßrippen, Schafzunge, Schmaler Wegerich)

Diese auf der ganzen Welt vorkommende Wiesenpflanze treibt grundständige schmale Blätter, die von fünf Längsadern durchzogen sind. Der blattlose, gefurchte Stengel wird etwa dreißig Zentimeter hoch und trägt die bräunliche Blütenähre (siehe auch unter *Wegerich*). Geerntet werden die Blätter den ganzen Sommer über. Der Trocknungsvorgang sollte rasch und ohne häufiges Berühren vor sich gehen, damit die Heilpflanze die grüne Farbe und die Heilkraft nicht verliert. Ebenfalls verwenden kann man die Wurzel, die im Oktober auszugraben und ebenfalls schonend zu trocknen ist.

Der Spitzwegerich wirkt zusammenziehend und wird im frischen Zustand erfolgreich als Wundkraut angewendet. Bevor man die Blätter auf die Wunde bringt, sollte man sie etwas zerquetschen, um den Saft austreten zu lassen. Auch der Saft allein hat heilende und desinfizierende Wirkung. Zur Behandlung von Brandverletzungen sollte man die zerquetschten Blätter mit etwas frischem Eiweiß bestreichen.

Als Umschlag kann der frische Spitzwegerichsaft Kopfschmerzen heilen und Ohrenschmerzen lindern. Innerlich angewendet übt er bei Katarrhen, Verdauungsstörungen und Blutungen einen günstigen Einfluß aus. Man verrührt dazu einen Eßlöffel Preßsaft mit etwa derselben Menge lauwarmem Wasser und trinkt diese Mischung mehrmals täglich.

Die am weitesten verbreitete Anwendung findet der Spitzwegerich als speziell auf die Atmungsorgane wirkendes Heilmittel. Dazu wird man entweder Spitzwegerichtee pur – einen Teelöffel auf eine Tasse Wasser im Aufguß, mit Honig gesüßt – trinken oder einen bewährten Mischtee herstellen:

Hausmittel

Nehmen Sie zwei Teile getrocknete Spitzwegerichblätter und je einen Teil Brennessel, Lungenkraut und Huflattich. Einen gehäuften Eßlöffel dieser Mischung überbrühen Sie mit etwa einem halben Liter kochendem Wasser, dann lassen Sie das Ganze drei Minuten ziehen. Nach dem Abseihen und entsprechender Abkühlung fügen Sie jeder Tasse einen Teelöffel Honig hinzu und trinken diese Menge in kleinen, über den Tag verteilten Portionen.

Eine noch stärkere Heilwirkung wird dem Spitzwegerichsirup zugeschrieben, der überdies noch den Vorteil besitzt, von Kindern sehr gerne eingenommen zu werden. Die Herstellung allerdings ist einigermaßen mühevoll und zeitraubend, sogar dann, wenn man das Glas zur Gärung nicht im Boden vergräbt, wie das früher üblich war:

> *Hausmittel*
>
> Nehmen Sie ein möglichst großes Gurkenglas, und bedecken Sie den Boden etwa drei Zentimeter hoch mit frischgepflückten Spitzwegerichblättern, die Sie gut zusammenpressen. Darüber kommt eine etwa ein Zentimeter hohe Schicht Zucker. Darauf legen Sie wieder eine Blätter- und danach eine Zuckerschicht, bis das Glas voll ist. Lassen Sie das Glas über Nacht zugedeckt stehen, und füllen Sie am nächsten Morgen nach, was sich durch das Zusammensinken der Blätter an freiem Raum ergeben hat. Sobald das Glas tatsächlich randvoll ist, verschließen Sie es so gut wie möglich und stellen es drei Monate lang an einen dunklen, gleichmäßig warmen Ort. Nach dieser Zeit pressen Sie den Inhalt des Glases gut aus und kochen den so gewonnenen Sirup noch einmal auf, bevor Sie ihn in Flaschen füllen und verkorken. Im Bedarfsfall soll dieser Sirup an Kinder teelöffelweise, an Erwachsene eßlöffelweise verabreicht werden.

Springwurz *(Polygonatum odoratum)*

ACHTUNG: VERGIFTUNG MÖGLICH!

(Salomonssiegel, Weißwurz, falsches Maiglöckchen)

In Wäldern und Gebüschen blüht im Mai und Juni diese Pflanze, die entfernt an das Maiglöckchen erinnert, weil auch sie hängende, weißliche Blüten trägt, die stark duften. Die ovalen, zugespitzten, saftigen Blätter stehen zweizeilig und umfassen den halben Stengel. Gesammelt und verwendet werden sollte nur der kriechende Wurzelstock, den man vor der Blütezeit ausgräbt und trocknet.

Da die Springwurz neben dem blutzuckersenkenden Glukochinin auch giftige Stoffe enthält, sollten Sie von einer Selbstmedikation absehen und das Heilmittel nur unter ärztlicher Aufsicht und in Form einer in der Apotheke erhältlichen Teemischung verwenden.

Für die äußerliche Anwendung bei Blutergüssen, Quetschungen,

Zerrungen und Rheumatismus sind Umschläge mit folgender Teeabkochung sehr zu empfehlen:

> *Hausmittel*
>
> Kochen Sie eine Handvoll der zerkleinerten Wurzel mit einem halben Liter Wasser auf, und lassen Sie dies zehn Minuten ziehen. Tränken Sie einen Leinenbausch mit dieser Flüssigkeit, und legen Sie diesen lauwarm auf die zu behandelnde Stelle. Dann wickeln Sie ein Handtuch oder Flanelltuch darüber. Diesen Vorgang sollten Sie mehrmals am Tag wiederholen.

Steinklee *(Melilotus officinalis)*

(Honigklee, Schotenklee, Mottenklee)

An Ackerrändern, Wegrändern und sogar im Ödland wächst diese genügsame Pflanze, deren verzweigter, zäher Stengel über einen halben Meter hoch werden kann. Der Stengel treibt an den Gabelungen meist dreifingerige, ovale, gezähnte Blätter und bildet honigduftende gelbe Blütenrispen aus. Gesammelt wird das blühende

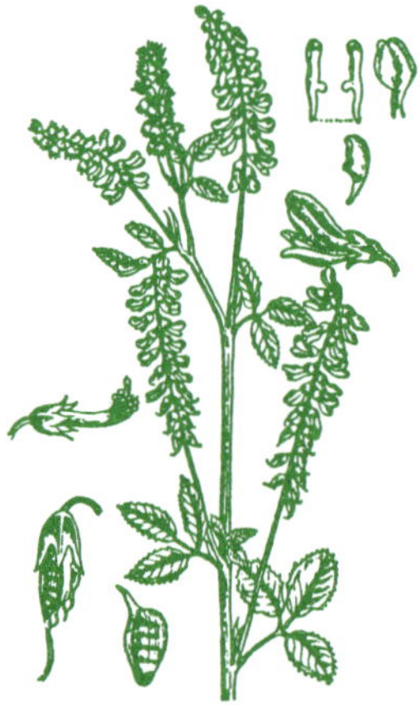

Kraut von etwa Juni bis September. Äußerlich kann man es als Auflage zur Erweichung von Abszessen und Geschwüren oder bei rheumatischen Gelenkschmerzen verwenden.

> *Hausmittel*
> Füllen Sie ein Leinensäckchen mit dem getrockneten Kraut, kochen Sie es in Wasser kurz auf, und lassen Sie es drei Minuten ziehen. Danach sollte es so heiß wie möglich aufgelegt werden. Wiederholen Sie diesen Vorgang mehrmals.

Bei Blasenkatarrh, Unterleibsbeschwerden und Magenkrämpfen ist die innerliche Anwendung vorteilhaft. Achten Sie bitte auf die genaue Einhaltung der Dosis, da eine Überschreitung Brechreiz erzeugen kann:

> *Hausmittel*
> Nehmen Sie einen Teelöffel der getrockneten Droge, und überbrühen Sie sie mit zwei Tassen kochendem Wasser. Nach dreiminütigem Ziehen seihen Sie den Tee ab und trinken ihn lauwarm und schluckweise. Die Tagesmenge sollte zwei Tassen nicht übersteigen!

Das neben vielen anderen Wirkstoffen im Steinklee vorkommende Kumarin macht auch die von der alten Volksheilkunde überlieferte Verwendungsform des Steinklees für Kräuterkissen bei Kopfschmerzen, Ohrenschmerzen und Schlaflosigkeit empfehlenswert.

Stiefmütterchen *(Viola tricolor)*

(Ackerveilchen, Dreifaltigkeitskraut, Jelängerjelieber, Kathrinchen, Samtveigerl, Tag- und Nachtblümel)

Hier ist nicht, wie sich unschwer erraten läßt, das in fast allen Gärten zur Zierde gepflanzte Gartenstiefmütterchen gemeint, sondern die wild auf Äckern und höhergelegenen Wiesen stehende Blume, die längere Stengel, aber wesentlich kleinere Blüten aufweist. Sie sind weißlich-gelb, violett oder dreifarbig, unterscheiden sich aber in ihrer Wirkung, die sowohl durch das getrocknete, blühende Kraut als auch durch die Wurzel vermittelt wird, nicht im geringsten.

Das Hauptanwendungsgebiet des Stiefmütterchens sind alle Arten von Hautausschlägen: Ekzeme, Pusteln, Pickel und der Milchschorf von Säuglingen. Wenn Brustkinder von diesem Leiden befallen sind, genügt es, daß die stillende Mutter den Stiefmütterchentee trinkt.

Hausmittel

Setzen Sie zwei Teelöffel des getrockneten Heilkrauts mit einem Viertelliter Wasser kalt an, lassen Sie den Ansatz über Nacht ziehen, und trinken Sie diese Menge tagsüber, und zwar leicht angewärmt. Wird der Tee als Blutreinigungsmittel oder zur Nervenstärkung genommen, kann man Honig beifügen.

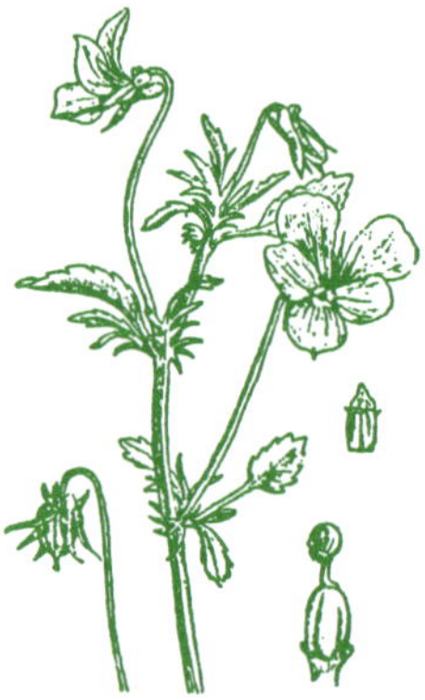

In der Volksmedizin wird der Stiefmütterchentee auch bei Gicht und Rheuma, Arterienverkalkung und schmerzhaftem Urinieren oft empfohlen.

Die Tatsache, daß der reine Wurzeltee auch als Brechmittel bei Vergiftungen angewendet wird, weist schon darauf hin, daß eine Überdosierung unerwünschte Nebenwirkungen hat und schädlich ist.

Taubnessel *(Lamium album)*

Es ist vor allem die Weiße Taubnessel, die in der Volksmedizin verwendet wird. Die Gelbe, Rote und Gefleckte Taubnessel enthalten zwar ähnliche Bestandteile, haben aber als Heilmittel keine überzeugende Tradition.

Die Weiße Taubnessel steht als nahezu unverwüstliches Unkraut an Wegen, Hecken, Zäunen und Gebüschen. Der kantige Stengel treibt herzförmig zugespitzte, behaarte Blätter, in deren Blattachseln in Scheinquirlen die Lippenblüten stehen, deren Oberlippe sich helmartig überwölbt. Da der Hauptwirkstoff der Pflanze, das Saponin, in der Wurzel am höchsten konzentriert ist, sammelt man für Heilzwecke am besten das ganze blühende Kraut mit Wurzel.

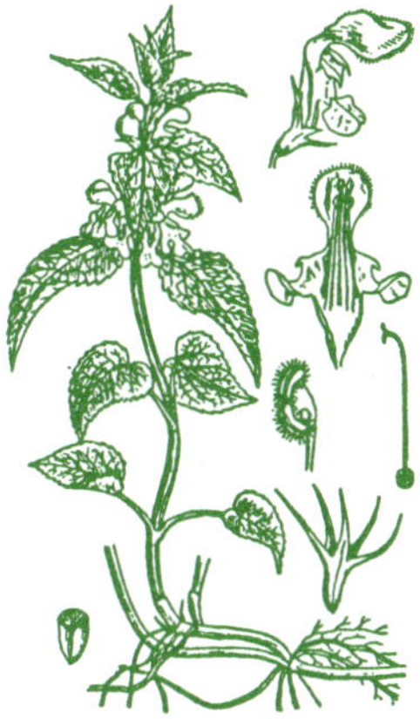

Der Teeaufguß, der aus dieser Droge – zwei Teelöffel auf einen Viertelliter Wasser – bereitet wird, bessert Frauenleiden und Menstruationskrämpfe. Auch eine zu gleichen Teilen hergestellte Mischung mit Frauenmantel und Schafgarbe leistet in diesem Zusammenhang gute Dienste. Gynäkologische Beschwerden lassen sich ebenfalls durch eine Abkochung aus Taubnesselblättern, die dem Sitzbad zugefügt wird, erleichtern. Diese Bäder erweichen außerdem Beulen und Geschwülste, lindern Entzündungen und lösen Krämpfe.

Tausendguldenkraut *(Centaurium umbellatium)*

(Allerweltsheil, Fieberkraut, Gottesgnadenkraut, Hundertgüldenkraut, Laurin, Muttergotteskraut, Tausendkraft)

Sowohl in der griechischen Mythologie als auch in vielen heimischen Sagen und Geschichten ist von dieser (teilweise geschützten!) Pflanze die Rede. Sie wächst gerne auf trockenen Waldwiesen und -lichtungen, wird bis zu vierzig Zentimeter hoch und trägt auf ihrem vierkantigen Stengel gegenständige, länglich-ovale Blätter und mehrere rosarote Trugdolden. In der Blütezeit von Juni bis August sammelt man das blühende Kraut und hängt es in lose gebundenen Büscheln zum Trocknen auf.

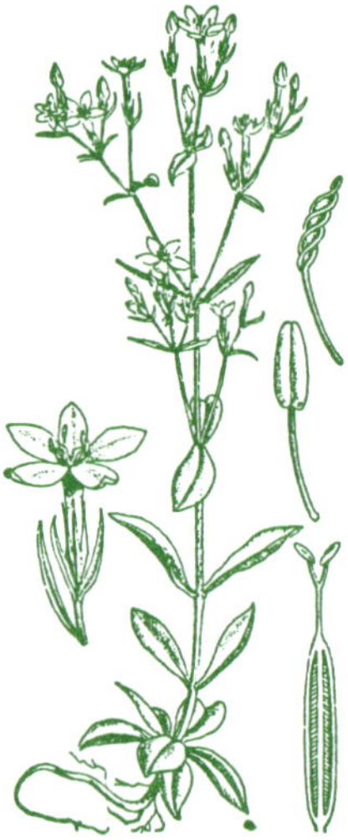

Das Tausendguldenkraut ist ein wunderbares Heilkraut für den erkrankten Magen. Es reguliert den Stuhlgang, leitet aufgestaute Gase ab, beseitigt Gärungserscheinungen im Darm und regt die Tätigkeit der für den Verdauungsprozeß wichtigen Drüsen an. Mit der Normalisierung dieser Organvorgänge, deren Funktion für das Gesamtbefinden überaus bedeutsam ist, bessern sich auch das Blutbild und die psychische Verfassung des Patienten. So ist der bittere Tausendguldenkrauttee ein unerläßliches Heilmittel.

Hausmittel

Setzen Sie einen Teelöffel des getrockneten, zerkleinerten Krautes über Nacht mit zwei Tassen Wasser kalt an. Am Morgen seihen Sie die Flüssigkeit ab und erwärmen sie auf gute Trinktemperatur. Füllen Sie die Tagesmenge in eine Warmhalteflasche, und trinken Sie sie schluckweise vor den Mahlzeiten.

Wenn Sie nicht eine akute Darmerkrankung heilen, sondern Appetitlosigkeit und allgemeine Verdauungsprobleme bekämpfen wollen, hat auch die sparsame Anwendung von alkoholischem Magenbitter ihre Berechtigung:

Hausmittel
Setzen Sie 120 Gramm Tausendguldenkraut, 80 Gramm Rhabarberwurzel und ebensoviel Wacholderbeeren sowie einen Eßlöffel Schafgarbenkraut und je einen Teelöffel Kalmuswurzel und Wermutkraut mit zwei Litern Weingeist in einer großen Flasche an, und lassen Sie das Ganze drei Tage ziehen. Nun bereiten Sie eine Zuckerlösung aus einem Liter abgekochtem, wieder völlig ausgekühltem Wasser und 750 Gramm Zukker. Kochen Sie diese Lösung nochmals auf, und kühlen Sie sie ab, bis sie wieder klar ist. Dann schütten Sie die Flüssigkeit zum Kräuteransatz, verkorken die Flasche und schütteln sie gut durch. Diesen Schüttelvorgang müssen Sie, während die Flasche an einem warmen Ort stehen sollte, einen Monat lang täglich mehrmals wiederholen. Nach Monatsfrist können Sie den »Magenbitter« durchseihen, den Rückstand gut auspressen und die Flüssigkeit in frische Flaschen füllen. Damit haben Sie jederzeit ein bewährtes, naturbelassenes Magenmittel zur Hand.

Thymian *(Thymus vulgaris)* **VERGIFTUNG MÖGLICH!**

(Römischer Quendel, Kuttelkraut, Wurstlkraut)

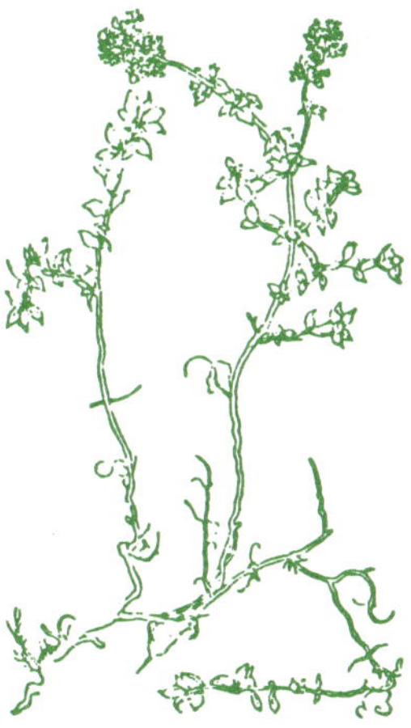

Selten ist dieses kleine Sträuchlein wildwachsend anzutreffen. Um so häufiger findet man es jedoch in Bauerngärten, wenn diese guten Boden und eine frostgeschützte Ecke besitzen. Denn die Heimat des Thymians sind die Mittelmeerländer. Von dort wurde er im elften Jahrhundert durch Benediktinermönche in unsere Gegenden gebracht. Sowohl die Stengel als auch die am Rande eingerollten graugrünen Blättchen und die rötlichen Blütenbüschel verströmen einen gewürzhaften, aromatischen Duft, der die Verwendung der getrockneten Pflanze als beliebtes Küchengewürz naheliegend erscheinen läßt. Der Hauptbestandteil, ein ätherisches Öl namens Thymol, ist ein hochwirksamer Stoff, der aber wegen möglicher Vergiftungserscheinungen nie ohne ärztliche Aufsicht pur verabreicht werden darf. Keinerlei Vergiftungsgefahr besteht hingegen bei der vernünftigen Verwendung von Thymiantee, der Erkrankungen der Luftwege und des Magen-Darm-Traktes sowie Krämpfe des Unterleibes äußerst günstig zu beeinflussen vermag:

Hausmittel

Überbrühen Sie zwei Teelöffel des getrockneten (oder einen Teelöffel des frischen) Krautes mit einem Viertelliter kochendem Wasser, und lassen Sie das Ganze fünf Minuten lang ziehen. Nach dem Abseihen steht Ihnen die Tagesmenge zur Verfügung, die schluckweise getrunken werden soll.

Wenn Sie diesem Tee Honig zusetzen, ist er ein nervenstärkendes und beruhigendes Getränk, das Schwächezustände und Blutarmut überwinden hilft.

Eine Abkochung von Thymian als Badezusatz verschönert die Haut, fördert die nervliche Entspannung und wirkt wohltuend auf Schwellungen, Verrenkungen und Blutergüsse.

Tormentill *(Potentilla tormentilla)*

(Fingerkraut, Blutwurz, Goldwurzel, Heilwurz, Rotwurz, Ruhrwurz)

Mit Ausnahme der allersüdlichsten Regionen unseres Kontinents kommt diese Pflanze in ganz Europa vor, wobei sie kaum einen Unterschied zwischen trockenen oder nassen, tief- oder hochgelegenen Wiesen macht. Sie wird bis zu vierzig Zentimeter hoch und hat einen leicht behaarten Stengel, um den sich die mehrfach gefingerten Blätter anordnen. Die von Juni bis in den Herbst blühenden gelben Blüten sind vierzählig und sitzen auf langen Stielen. Die Heilkraft der Pflanze konzentriert sich im Wurzelstock, der entweder zeitig im Frühling oder im Spätherbst ausgegraben wird. Er ist knollig, dunkelbraun und verfärbt sich an den Bruchstellen rasch blutrot. Nach dem Trocknen, das ausnahmsweise auch bei mäßiger Temperatur im Backrohr erfolgen kann, schneidet man ihn klein oder pulverisiert ihn.

Durch den hohen Gerbstoffgehalt eignet sich die Tormentillwurzel vor allem zur Behandlung chronischer und infektiöser Darmkatarrhe. Auch bei Dickdarmentzündung, Gelbsucht, Leberschwellung, ja sogar bei Paratyphus und Ruhr rät die Naturheilkunde zu dieser Droge. Besonders empfohlen wird sie bei Darmerkrankungen, bei denen Durchfälle mit Verstopfung abwechseln; sie entfaltet nämlich eine keimtötende Kraft speziell gegen die Art der hierfür verantwortlichen Darmbakterien. Auch Säuglingen kann man im einschlägigen Krankheitsfall Tormentillwurzel in entsprechender Verdünnung verabreichen. Frauen mit zu starker Monatsblutung sollten ebenfalls Tormentilltee trinken. Äußerlich angewendet verhilft die Tormentillwurzel bei nässenden Ekzemen und Flechten zur rascheren Abheilung. Ebenso ergibt sie ein heilendes Gurgel- und Spülwasser bei Hals- oder Zahnfleischentzündung und Paradentose. In erster Linie wird man hier auf den Tee zurückgreifen.

Hausmittel

Kochen Sie zwei Teelöffel der geschnittenen Wurzel mit zwei Tassen Wasser kurz auf, und lassen Sie den Tee eine Minute ziehen. Seihen Sie ihn ab und trinken Sie ihn ungesüßt, schluckweise und über den Tag verteilt.

Es ist aber auch eine Einnahme in Pulverform möglich, wobei man etwa dreimal täglich eine Messerspitze des Pulvers nimmt und etwas Flüssigkeit nachtrinkt. Die Volksmedizin schwört überdies auf die vielfachen Heilerfolge der Tormentilltinktur:

Hausmittel

Setzen Sie zwei Handvoll kleingeschnittene Wurzeln mit einem Liter Alkohol fünf Wochen lang an, und schütteln Sie den Ansatz täglich durch. Danach filtern Sie die Flüssigkeit und füllen sie neu ab. Sie können bei Bedarf von dieser Tinktur täglich dreimal zehn bis fünfzehn Tropfen mit etwas Flüssigkeit einnehmen.

Veilchen *(Viola odorata)*

(Echtes Veilchen, Wohlriechendes Veilchen, Märzviegerl, Veigerl, Viole)

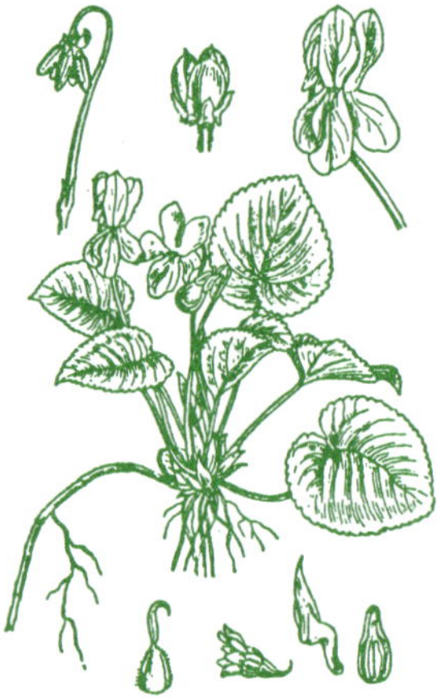

So bekannt diese ebenso bescheidene wie liebliche Blume ist, so häufig sie bedichtet und besungen wurde, so wenig weiß man im allgemeinen über die in allen Pflanzenteilen reichlich enthaltenen Wirkstoffe. Zwar galten im neunzehnten Jahrhundert kandierte Veilchen als eine raffinierte Leckerei für die wohlsituierte Oberschicht. Daß aber Veilchentee und Veilchensirup ein vorzügliches Hustenmittel sogar bei Keuchhusten sind, ist weitgehend in Vergessenheit geraten. Die Herstellung dieses Sirups ist nicht kompliziert, aber leider ziemlich langwierig:

Hausmittel

Pressen Sie in einem Hohlmaß frische Veilchenblüten fest zusammen, übergießen Sie sie mit der gleichen Menge abgekochtem Wasser, und lassen Sie das Ganze eine Nacht ziehen. Danach seihen Sie die Flüssigkeit ab, bringen sie zum Kochen und schütteln sie über ein Maß frisch gepflückte Veilchenblüten. Nun lassen Sie das Ganze weitere zehn bis zwölf Stunden stehen, bevor Sie den Vorgang nochmals wiederholen – je öfter desto besser. Nach dem letzten Abseihen pressen Sie die Rückstände gut aus, erhitzen die Flüssigkeit nochmals und rühren nach dem Auskühlen so viel Honig ein, daß eine sirupartige Masse entsteht. Diese füllen Sie in gut verschließbare Gläser. Teelöffelweise eingenommen, ist dieser Dicksaft nicht nur ein gutes Mittel gegen Husten, sondern er wirkt auch beruhigend bei nervösen Zuständen und stärkt das Herz.

Fußbäder mit einem Absud aus Veilchenwurzel verhelfen zu ruhigem Schlaf. Durch den Genuß von Veilchentee können Sie diese Wirkung steigern.

> *Hausmittel*
> Setzen Sie vier Teelöffel einer Mischung aus Blüten, Blättern und Wurzeln in einem Viertelliter Wasser kalt an, lassen Sie sie drei Stunden ziehen, erhitzen Sie sie bis zum Siedepunkt, und lassen Sie das Ganze nochmals kurz ziehen. Nach dem Abseihen mit Honig süßen und schluckweise trinken.

Vogelknöterich *(Polygonum aviculare)*

(Angerkraut, Knotengras, Saugras, Weglauf, Vogelgras, Wegtritt)

Der Vogelknöterich ist eine der wenigen Pflanzen, die auf allen Erdteilen anzutreffen sind. Er ist überaus genügsam, wächst auf fruchtbarem wie auf kargem Boden und wird vom Bauern als lästiges Unkraut verachtet. Dennoch handelt es sich um eine wertvolle Heilpflanze, deren getrocknete Pflanzenteile man nicht nur in europäischen Steinzeitsiedlungen ausgrub, sondern auch im alten

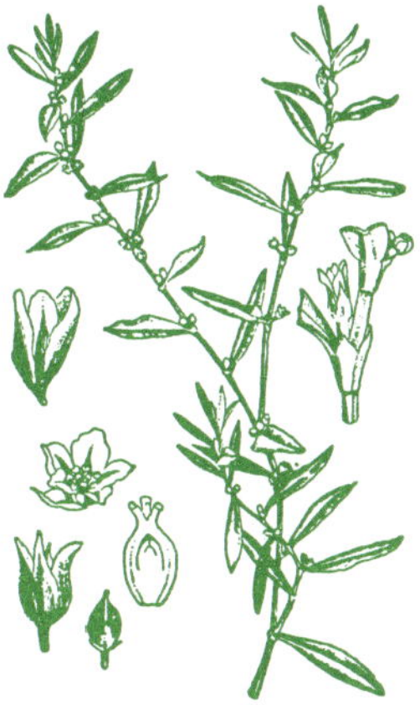

China etwa viertausend Jahre vor unserer Zeitrechnung in Gebrauch hatte. Die liegenden Stengel sind bis zur Spitze beblättert und tragen rötlichbraune Knötchen. In den Winkeln der ovalen Blättchen sitzen die unscheinbaren grünen Blüten.

Der Vogelknöterich wirkt blutstillend und regt die Gewebebildung an, weshalb er sich für die Wundbehandlung eignet. Durch seinen hohen Gehalt an Kieselsäure stellt er jedoch auch ein besonders gutes Heilmittel bei Erkrankungen der Atmungsorgane, speziell der Lunge, dar. Durch marktschreierische Reklame und falsche Versprechungen von Quacksalbern ist er zu Unrecht in Verruf geraten. Daß man heutzutage so schwere Leiden wie etwa Lungentuberkulose nicht mehr ausschließlich mit pflanzlichen Heilstoffen behandelt, ist selbstverständlich. Doch auch die Schulmedizin leugnet die guten Resultate einer begleitenden Anwendung von Vogelknöterich nicht.

Hausmittel

Kochen Sie einen Eßlöffel getrocknetes und zerkleinertes Vogelknöterichkraut mit einem Viertelliter Wasser auf, und lassen Sie es fünf Minuten ziehen, bevor Sie die Flüssigkeit abseihen. Die Tagesmenge liegt bei etwa drei Tassen.

Dieser Tee hat aufgrund der im Knöterich ebenfalls enthaltenen Gerb- und Schleimstoffe auch bei Magen- und Darmkatarrh eine günstige Wirkung, doch reichen in diesem Fall zwei Tassen täglich zur Behandlung.

Wacholder *(Juniperus communis)* VERGIFTUNG MÖGLICH!

(Kranewitt, Machandelbaum, Weihrauchbaum, Wachtelbeerstrauch)

Im vorigen Jahrhundert stand fast bei jedem Bauernhaus ein Wacholderbeerstrauch, gewissermaßen als lebende Hausapotheke, die bei vielen Alltagsbeschwerden und Unpäßlichkeiten Abhilfe schuf. Wenn Sie die Möglichkeit haben, Wacholder zu pflanzen, tun Sie es! (Der wildwachsende ist teilweise geschützt!) Je nach Umweltbedingungen erscheint der Wacholder als kleiner Strauch von weniger als einem Meter Höhe oder als baumähnliches Gewächs, das mitunter bis zu acht Meter hoch wird. Die nadelförmigen, immergrünen Blätter weisen auf der Oberseite eine bläulichweiße Mittellinie auf. Die Blüten sind zweihäusig und unscheinbar. Die Früchte reifen im zweiten Jahr, manchmal sogar erst im dritten. Es sind blauschwarze, bereifte Beeren.

Alle Teile des Wacholderstrauches sind heilsam oder zumindest nützlich. Aus den Beeren gewinnt man das dünnflüssige, hellgelbe Wacholderöl, das als Einreibung bei Gelenkleiden ebenso gute Resultate zeitigt wie als Inhalationsmittel bei Bronchitis und als bakterientötende Essenz (in entsprechender Verdünnung) bei Fäulnis-

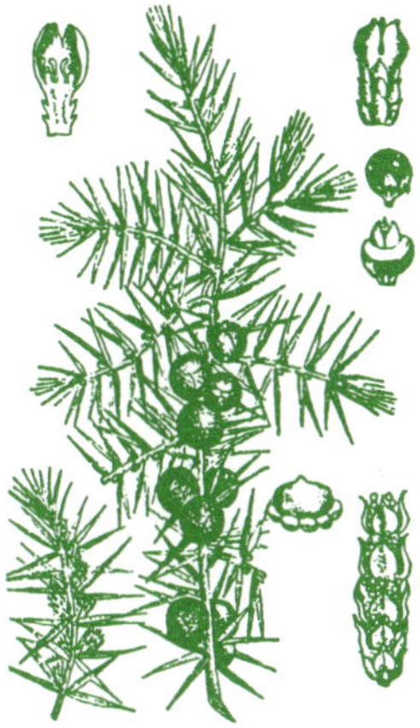

und Gärungsprozessen im Darm. Außerdem beseitigt es Harnsäureablagerungen im Körper und regt die Durchblutung der weiblichen Unterleibsorgane an, ohne bei Schwangeren unzeitgemäße Wehentätigkeit auszulösen. Durch die allgemeine Verbesserung des Stoffwechsels beseitigt das Wacholderöl auch viele Formen von Kopfschmerz und verbessert das Befinden von Zuckerkranken. Wacholderöl ist in der Apotheke erhältlich, kann aber bis zu einem gewissen Maß durch diesen Tee ersetzt werden:

Hausmittel

Für die Tagesmenge von zwei Tassen Wacholderbeerentee nehmen Sie zwei Teelöffel der zerquetschten Beeren und gießen sie mit zwei Tassen kochendem Wasser auf. Nach zehnminütigem Ziehen können Sie den Tee abseihen und über den Tag verteilt schluckweise trinken. Falls Sie das Getränk nicht gegen Magen- und Darmbeschwerden oder Zuckerkrankheit einnehmen, können Sie mit einem Teelöffel Honig pro Tasse süßen.

Auch die Nadeln, Triebspitzen und das Holz junger Äste sollten gesammelt, kleingeschnitten und getrocknet werden. Um einen außerordentlich wirksamen Blutreinigungstee zu erhalten, müssen Sie diese Bestandteile – ein gehäufter Teelöffel auf einen Viertelliter Wasser – nur einmal kurz aufkochen, abseihen und auskühlen lassen.

Appetitarme und zarte Kinder profitieren von dem ebenso stärkenden wie schmackhaften Wacholderbeerensirup:

> *Hausmittel*
> Kochen Sie 300 Gramm Wacholderbeeren mit zwei Liter Wasser weich. Nun müssen die Beeren zerdrückt und nochmals aufgekocht werden, bevor Sie sie durch ein Sieb passieren. Nach dem Abkühlen können Sie so viel Honig einrühren, bis eine sirupartige Masse entsteht, die Sie in gut verschließbaren Marmeladegläsern längere Zeit aufbewahren können. Geben Sie dem appetitschwachen Kind einen Teelöffel dieses Sirups eine halbe Stunde vor jeder Hauptmahlzeit.

Als Vitaminspender im Winter und stärkende Beilage zu verschiedenen Süßspeisen eignet sich das Wacholderbeerenmus, das Sie durch dickes Einkochen der Wacholderbeeren mit viel Zucker erhalten.

Der Wacholderbeerenbranntwein ist ein beliebtes Hausmittel bei verstimmtem Magen, Bronchialkatarrh, Gicht, Ischias und Rheumatismus, wobei die drei letztgenannten Krankheiten auch durch Einreibungen behandelt werden können:

> *Hausmittel*
> Setzen Sie eine Handvoll Wacholderbeeren mit einem Liter Alkohol an, und lassen Sie sie vier Wochen in der Sonne oder an einem warmen Ort stehen. Schütteln Sie den Ansatz gelegentlich durch. Filtern Sie die Flüssigkeit und füllen Sie sie in gut verschließbare Flaschen. Fertig! Machen Sie Wacholdereinreibungen immer abends kurz vor dem Schlafengehen.

Waldmeister *(Asperula odorata)* **VERGIFTUNG MÖGLICH!**

(Herzfreund, Leberkraut, Maikraut, Teekraut, Waldtee)

In schattigen Buchenwäldern mit gutem Boden ist der Waldmeister häufig zu finden. Er hat einen etwa fünfundzwanzig Zentimeter hohen, vierkantigen Stengel, quirlartig angeordnete, schmale Blätter und von Mai bis Mitte Juni weiße, in Trugdolden stehende

Blüten. Gesammelt wird das blühende Kraut ohne den ausdauernden kriechenden Wurzelstock. Der würzige Geruch stammt von dem Stoff Kumarin, der auch für den typischen, im Maitrank so geschätzten Geschmack verantwortlich ist, bei zu hoher Dosierung aber vergiftungsähnliche Beschwerden wie Übelkeit und Kopfschmerz auslöst.

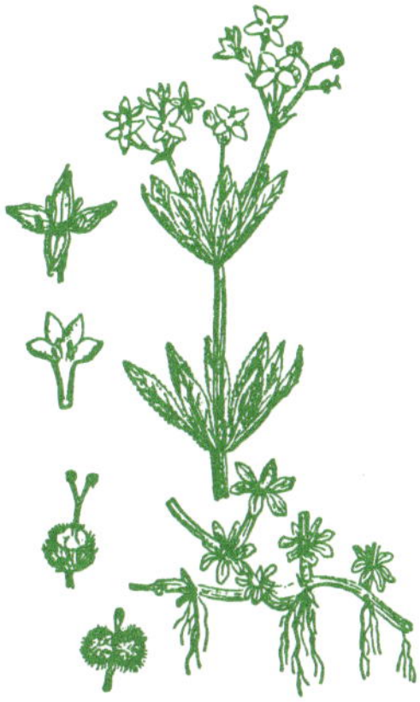

Waldmeistertee gilt als vorzüglicher Heiltrank bei Leberleiden und Gallenstauungen. Er wirkt blutreinigend und vor allem beruhigend bei nervösen Zuständen.

Hausmittel
Gießen Sie einen Teelöffel des getrockneten, zerkleinerten Krautes mit einer Tasse siedendem Wasser auf, und lassen Sie den Tee drei Minuten ziehen. Trinken Sie langsam und nicht mehr als zwei Tassen täglich!

Natürlich wird der Waldmeister immer wieder als wesentlicher Bestandteil einer gelungenen Maibowle genannt. Versuchen Sie doch auch einmal eine Waldmeisterbowle:

Hausmittel
Legen Sie drei Handvoll frische Waldmeisterblüten und -blätter, zwei Handvoll Walderdbeerblätter und eine Handvoll Schwarze Johannisbeerblätter in eine leicht angewärmte Porzellanschüssel, überstreuen Sie die Blätter mit hundertfünfzig Gramm Kristallzucker, und decken Sie sie zu. Nach drei Stunden gießen Sie drei Liter Weißwein darüber und lassen das Ganze nochmals drei Stunden lang ziehen, bevor Sie es abseihen. Dieses köstliche Getränk, das belebend und verdauungsfördernd ist, sollte grundsätzlich nach dem Essen getrunken werden.

Wegerich *(Plantago major)*

(Breitwegerich, Wegebreit, Wegtritt)

Als nahezu unausrottbares »Unkraut« steht die Pflanze an vielen Wegrändern, ja manchmal sogar auf den Wegen selbst. Ihre breiten, von drei bis fünf Adern in Längsrichtung durchzogenen Blätter bilden eine grundständige Rosette, aus deren Mitte sich der kahle, bis zu dreißig Zentimeter hohe Stengel erhebt, der die walzige, geruchlose Blütenähre trägt.

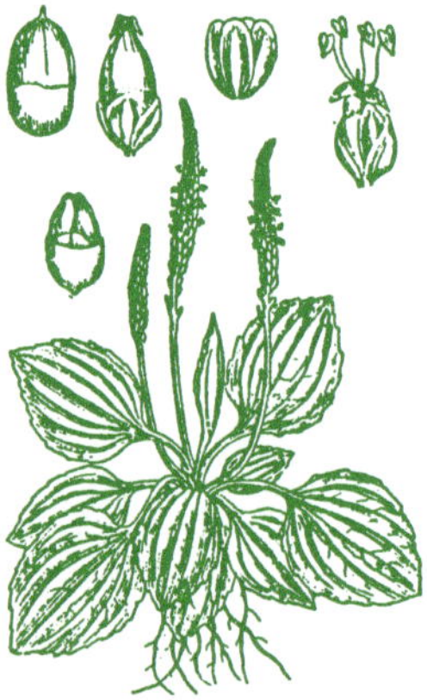

Den Breitwegerichblättern wird ähnliche Heilwirkung zugeschrieben wie dem verwandten *Spitzwegerich* (siehe dort). Das bedeutet, daß ein daraus bereiteter Tee – er wird wie der Spitzwegerichtee zubereitet – husten- und schleimlösend ist. Die frischen Blätter beschleunigen die Wundheilung und besänftigen den Schmerz nach Insektenstichen, wenn man die Blätter zerquetscht und auflegt. Der frisch gepreßte Saft, von dem man täglich zwei bis drei Teelöffel in Milch oder Suppe einnehmen kann, wird wegen seiner harntreibenden Wirkung bei Nieren- und Blasenbeschwerden empfohlen. Auch bei Magen- und Darmgeschwüren soll er einen lindernden Effekt ausüben.

Wegwarte *(Cichorium intybus)*

(Blaue Distel, Hansl am Weg, Kaffeekraut, Wegleuchte, Zichori)

Der Name bewahrheitet sich: An fast allen Weg- und Ackerrändern, auf trockenen Wiesen und im Ödland wächst diese genügsame Pflanze mit ihrem sperrigen Stengel, der sie ungeeignet zum Pflücken für den Sommerstrauß macht. Die Blätter sind, ähnlich wie beim Löwenzahn, grob gezähnt, die blauen Blütenköpfe stehen ungestielt in den Blattachseln oder an der Spitze eines Zweiges. Das wertvollste Sammelgut ist der weißliche, spindelförmige Wurzelstock. Man sollte ihn von Ende März bis Mai ausgraben, wogegen man die Blüten und Blätter im Juli und August einholt.

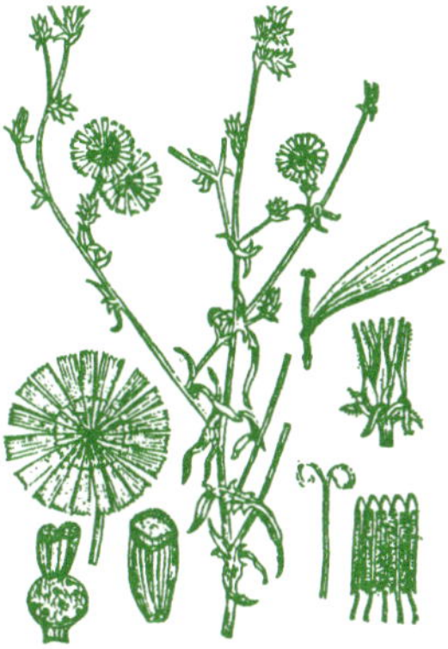

Abgesehen von ihrem Heileffekt finden die Wurzeln – nachdem sie geröstet, gemahlen und mit bestimmten Zutaten versehen wurden – zur Herstellung des bekannten Zichorienkaffees Verwendung. Außerdem lassen Sie sich in frischem Zustand zu einem wohlschmeckenden Diätgemüse verkochen, das wegen des besonders hohen Insulinanteils für Zuckerkranke sehr zu empfehlen ist. Diese sollten auch den aus der Wegwartenwurzel frisch gepreßten Saft einnehmen:

Hausmittel

Nehmen Sie früh, mittags und abends je einen Eßlöffel Frischsaft, und verdünnen Sie ihn mit Milch oder Wasser.

Dieser Saft fördert die Gallenabsonderung und stellt ein sehr heilsames Hausmittel für Leberkranke dar. Sie können aber auch auf den Wegwartentee zurückgreifen, der gleichzeitig blutreinigend und kreislauffördernd wirkt:

> *Hausmittel*
> Nehmen Sie zwei Teelöffel einer Mischung aus getrockneten Wurzeln, Blüten und Blättern und setzen Sie diese mit einem Viertelliter Wasser kalt an. Nachdem Sie den Ansatz bis zum Aufwallen erhitzt haben, seihen Sie ihn ab. Die empfohlene Tagesmenge ist zwei bis drei Tassen.

Weißdorn *(Crataegus oxyacantha)*

(Hagedorn, Mehlbeere, Saurauch, Zaundorn)

Auf kalkhaltigen Böden wächst dieser mittelhohe Strauch am liebsten. Er steht am Rand von lichten Wäldern oder bildet Hecken, die als Weideumfriedung angelegt wurden. Die Äste tragen spitze Dornen. Die Blätter sind sattgrün und ungleichmäßig gezähnt. Im Mai und Juni erscheinen in aufrechten Doldenrispen die weißen Blüten, die einen unangenehmen Geruch haben. Im September oder Oktober reifen die roten Beerenfrüchte, die man ebenso wie die Blüten und Blätter getrocknet aufbewahren kann.

Weißdorn verstärkt und reguliert die Herztätigkeit und normalisiert den Blutdruck. In dieser Eigenschaft ist er sowohl bei niedrigem wie auch bei zu hohem Blutdruck nützlich. Da die Pflanze ungiftig ist, kann man Teekuren über lange Zeit durchführen:

> *Hausmittel*
> Überbrühen Sie zwei Teelöffel getrocknete Blüten und Blätter mit einem Viertelliter kochendem Wasser, und lassen Sie den Tee drei Minuten lang ziehen. Leicht mit Honig süßen und tagsüber trinken.

Auch die getrockneten und zerkleinerten Früchte eignen sich zur Teebereitung:

> *Hausmittel*
> Setzen Sie zwei Teelöffel Früchte mit einem Viertelliter Wasser abends kalt an, und kochen Sie diesen Ansatz am Morgen auf. Nach dem Abseihen können Sie etwas Honig beifügen und den Tee tagsüber schluckweise trinken.

Gegen viele Arten von Herzbeschwerden und Kreislaufstörungen kann man überdies aus der Apotheke eine Crataegustinktur beziehen oder aber selbst folgenden Mischtee bereiten:

Hausmittel

Mischen Sie zwei Teile Weißdorn mit je einem Teil Herzgespann und Melisse und überbrühen Sie einen gestrichenen Eßlöffel der Mischung mit einem halben Liter heißem (nicht kochendem) Wasser. Nach dreiminütigem Ziehen abseihen, auskühlen lassen und mit Honig süßen. Drei Tassen täglich schluckweise trinken – und Sie fühlen sich topfit!

Wermut *(Artemisia absinthium)* **VERGIFTUNG MÖGLICH!**

(Absinth, Beifuß, Magenkraut, Wiegenkraut, Wurmtod)

Wildwachsend bevorzugt die bis zu einem Meter hohe, grauschimmernde Pflanze steinige Böden, Flußkies oder andere trockene Standorte. Wird sie im Garten angebaut, braucht sie fast keine Pflege. Der aufrechte Stengel trägt gefiederte Blätter und oben die hellgelbe, reichhaltige Blütenrispe, die man gemeinsam mit den

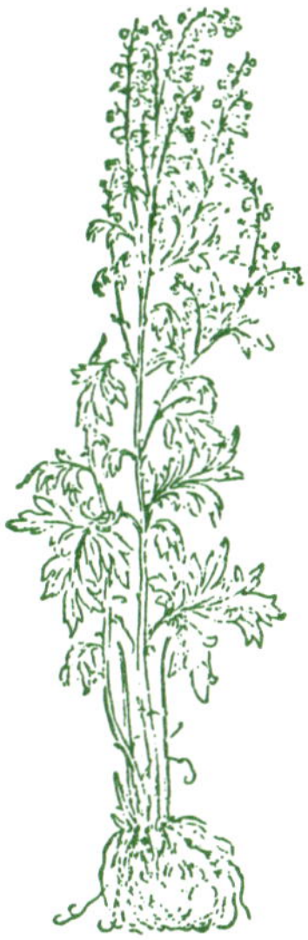

Blättern von Juli bis September ernten kann. Der eigenartig herbwürzige Geruch der Pflanze stammt vor allem vom ätherischen Wermutöl her, das gemeinsam mit einer Reihe anderer Wirkstoffe krampfartige Zustände des Magen-Darm-Traktes lindert und die

Tätigkeit dieser Organe normalisiert. Die Wirkung dieses Öls auf das Nervensystem hat allerdings bei zu hohen Dosierungen vergiftungsähnliche Erscheinungen zur Folge, so daß vom Genuß des Wermutschnapses Absinth entschieden abzuraten ist.

Wer sich zur Appetitanregung oder zur Behandlung von Verdauungsstörungen auf den Wermuttee besinnt, ist hingegen gut beraten:

Hausmittel

Gießen Sie einen gehäuften Teelöffel getrocknetes Kraut mit einem Viertelliter kochendem Wasser auf, und lassen Sie es fünf Minuten ziehen. Trinken Sie diese Tagesmenge schluckweise.

Bei längerem Gebrauch werden Stoffwechselkrankheiten, Fettsucht, Zuckerkrankheit und Funktionsstörungen von Leber, Galle und Milz gebessert. Äußerlich angewendet stellt dieser Tee ein bewährtes Augenwasser dar.

Da Wermut auch ein wehentreibendes und geburtserleichterndes Mittel ist, unterstützt der Tee die Entbindung. Während der Schwangerschaft jedoch sollten Wermutpräparate auf keinen Fall eingenommen werden!

Wiesenknopf *(Sanguisorba officinalis)*

(Blutknopf, Wiesenbibernelle)

Der kantige, von herzförmigen Blättern bewachsene Stengel dieser Pflanze, die nasse Wiesen und Moore liebt, kann höher als einen Meter werden. An den Stengelenden entwickeln sich die Blütenknöspchen braun und länglich. Sie sind aus vielen winzigen Blütchen zusammengesetzt, die keine Blütenblätter haben.

Man sammelt das blühende Kraut des Wiesenknopfes von Juni bis August. Es dient in erster Linie der Blutstillung, was auf den hohen Saponingehalt zurückzuführen ist. Hat man frisches Kraut zur Verfügung, so kann man dieses zerquetschen und auf die blutende Wunde legen. Auf die Stirn gelegt, stillt es das Nasenbluten.

Ebenso kann man den Tee verwenden, der eine stopfende Wirkung hat und Frauen die Beschwerden der Wechseljahre erleichtert.

> *Hausmittel*
> Überbrühen Sie einen Eßlöffel Kraut mit einem halben Liter kochendem Wasser, und lassen Sie es drei Minuten lang ziehen. Diese Menge können Sie tagsüber schluckweise trinken.

Wurmfarn: siehe *Farnkraut*

Ysop *(Hyssopus officinalis)*

(Eisenkraut, Ibsche, Ispen, Meßkräutel)

Wie manche andere heilkräftige Pflanze, wurde auch der Ysop von Kaiser Karl dem Grossen zum Anbau in Kloster- und Hausgärten empfohlen, nachdem Mönche ihn von den felsigen Heiden der Mittelmeerländer nach dem Norden gebracht hatten. In vielen Bauerngärten findet man die nur im Anbau gedeihende halbstrauchartige Pflanze noch heute. Der verästelte Stengel wird etwas über einen halben Meter hoch und trägt schmale, oft etwas eingerollte Blätter. Die in den Blattachseln wachsenden blauen, rosaroten oder weißen Blüten vereinigen sich zu dichten Scheinähren.

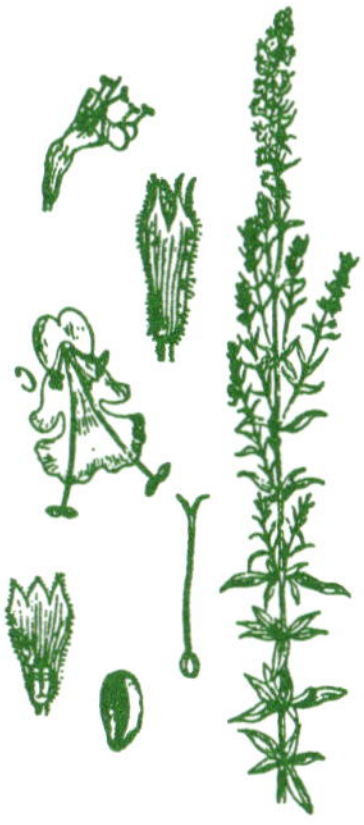

Der aus dem blühenden Kraut gewonnene Tee schmeckt angenehm und wirkt entschleimend, blutreinigend, eröffnend, anregend und stärkend. Er wird bei Bronchitis, Magenverschleimung, Verdauungsschwäche und Gelbsucht verabreicht.

> *Hausmittel*
> Nehmen Sie drei Teelöffel getrocknetes Kraut, und gießen Sie es mit zwei bis drei Tassen kochendem Wasser auf. Nachdem Sie es fünf Minuten ziehen gelassen haben, können Sie den Tee abseihen, und damit verfügen Sie über die Tagesmenge. Wenn Sie den Tee gegen Brust- und Lungenerkrankungen trinken, können Sie leicht mit Honig süßen.

Wenn Sie diesen Aufguß mit etwas mehr Wasser zubereiten, haben Sie ein Augenbademittel, das strapazierte Augen beruhigt und die Sehkraft erhalten hilft.

Zinnkraut *(Equisetum arvense)* **VERGIFTUNG MÖGLICH!**

(Ackerschachtelhalm, Kannenkraut, Katzenschwanz, Kuhtod, Schachtelhalm, Schafheu, Zinnheu)

Gemeinsam mit den Farnen ist das Zinnkraut, das auch (Acker-) Schachtelhalm heißt, eine der ältesten Pflanzen der Erde. Was jedoch in der Urzeit baumhoch wurde und richtige Wälder bildete, ist jetzt nur noch ein etwa dreißig Zentimeter hoch wachsendes

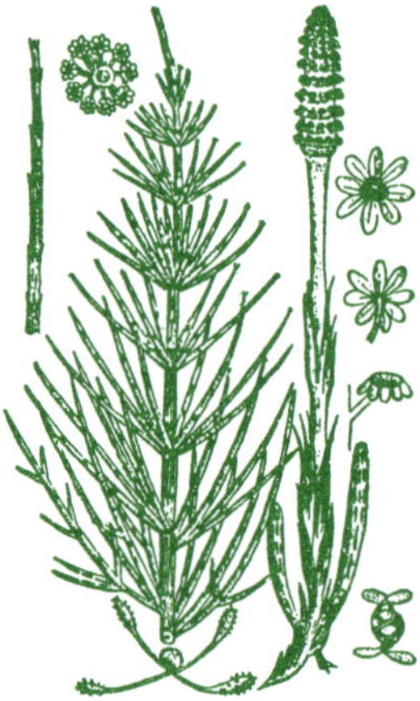

Kraut an Weg- und Ackerrändern. Es handelt sich um eine blütenlose Pflanze, die sich durch Sporen fortpflanzt. Sie zeigen sich im Frühjahr auf ungegliederten Fruchtstengeln, die für die Medizin

wertlos sind. Erst im Sommer erscheinen die Sommerwedel: hellgrün gerippte Stengel mit nadelförmigen Blättern, die in immer kleiner werdenden Quirlen um die Stengelachse stehen. Nur diese werden gesammelt! Achten Sie darauf, daß sie nicht durch Pilzbefall verfärbt sind. Solche Pflanzen können Sie leider nicht verwenden. Die gesunden Stengel sollte man büschelweise an luftigen Stellen zum Trocknen aufhängen.

Durch seinen hohen Anteil an Kieselsäure gilt das Zinnkraut als eines der besten Mittel zur Behandlung von Lungenkrankheiten bis hin zur Tuberkulose. Daß die Verabreichung in so schweren Fällen nur nach Verordnung des Arztes erfolgen darf, versteht sich von selbst.

Dem Zinnkraut wohnt außerdem eine beträchtliche blutbildungs- und gerinnungsfördernde Kraft inne, und es erhöht die Harnabgabe deutlich. Deshalb können Tee und Zinnkrautbäder Blutungen stillen und Blasenleiden günstig beeinflussen.

Hausmittel

Überbrühen Sie drei Teelöffel Kraut mit einem halben Liter siedendem Wasser, und lassen Sie den Tee drei Minuten ziehen. Das ergibt etwa jene drei Tassen, die Sie täglich trinken dürfen.

Mit diesem Tee können Sie äußerlich auch offene Geschwüre, Eiterungen, Zahnfleischentzündung und Gerstenkornbildung durch Spülungen oder Auflagen lindern oder sogar heilen. Zinnkraut kann ebenso jenen Menschen nützlich werden, die sich im Vollbesitz körperlicher Gesundheit fühlen, aber vielleicht durch eine allzu große körperliche Anstrengung oder einen langen, ermüdenden Fußmarsch erschöpft sind. Ihnen wird ein anregender Badezusatz das Wohlbefinden schnell wiedergeben.

Hausmittel

Kochen Sie eine Handvoll getrocknetes Zinnkraut in einem Liter Wasser zweimal auf, und lassen Sie es eine Viertelstunde ziehen. Dann gießen Sie diesen Absud durch ein feines Sieb ins Badewasser, dem Sie aber keine anderen Badezusätze beifügen sollten. Nach etwa zehnminütigem Bad duschen Sie kurz kühl nach und frottieren sich ab. Falls Sie nur ein Fußbad nehmen, darf dieses etwas länger dauern. Anschließend massieren Sie die Füße mit Arnikatinktur und lagern sie hoch.

Zwiebel *(Allium cepa)*

(Bolle, Zippel, Zwiefel)

Dieses Küchengewächs ist so bekannt, daß sich eine Beschreibung erübrigt. Hausfrauen wissen seit Jahrhunderten den knollenförmig verdickten Stengel mit dem scharfen Geschmack als Bestandteil vieler köstlicher Speisen zu schätzen. Während die Zwiebel bei uns erst im Mittelalter eingeführt wurde, stand sie bei den ägyptischen Dynastien schon vor Jahrtausenden in hohem Ansehen. Die Heilwirkung ergibt sich aus der Vielzahl der enthaltenen Stoffe. Ähnlich wie Knoblauch wirkt die Zwiebel hautreizend und regt die Durchblutung und Ausscheidung der Schleimhäute an. Außerdem beendet sie durch ihre bakterienhemmende Eigenschaft Fäulnis- und Gärungsprozesse sehr rasch, was sie sowohl für die äußerliche Anwendung bei Eiterungen als auch für die innerliche bei Darminfektionen empfiehlt.

Da die reichlich vorkommenden Vitamine sie überdies zu einem Mittel machen, das bei gesunden Personen die Stärkung der körpereigenen Abwehrkräfte bewirkt, sollte die Zwiebel roh und gekocht in keinem Speiseplan fehlen. Im rohen Zustand kann man sie feingeschnitten mit Brot und Salz als Zwischenmahlzeit genießen. Sie verbessert aber auch jede Salatmarinade sowohl in ihrem gesundheitlichen Wert als auch im Geschmack. Für reichlichere Zufuhr an den in der Zwiebel enthaltenen Heilstoffen eignet sich der frisch gepreßte Saft, von dem man bei Bedarf drei- bis viermal täglich einen Teelöffel einnehmen kann. Dieser Zwiebelsaft besitzt eine herzstärkende Wirkung und hat gleichzeitig potenzsteigernde Eigenschaften: eine Tatsache, die der Volksmedizin seit langem bekannt ist.

Bei hartnäckigem Husten, schwer löslichem Schleim und schweren Katarrhen der Atmungsorgane bereiteten unsere Großmütter den sogenannten Zwiebelfleck:

Hausmittel

Dünsten Sie eine große, feingeschnittene Zwiebel in Schweinefett, streichen Sie diese Masse rasch auf einen Leinenlappen und legen Sie ihn so warm wie möglich auf die Brust. Darüber legen Sie ein warmes Tuch und befestigen es so, daß der Zwiebelfleck nicht verrutscht. Bei besonders schweren Erkrankungen oder der Gefahr einer Lungenentzündung sollten Sie auch auf dem Rücken eine solche Auflage anbringen. Der Zwiebelfleck muß stündlich erneuert werden. Die Verabreichung eines Husten- oder Lungentees sollte diese Therapie unterstützen.

Anhang

Sammelkalender

	Jan.	Feb.	März	April	Mai	Juni	Juli	Aug.	Sept.	Okt.	Nov.	Dez.
Ackerdistel				junge Blätter —								
Ackerwinde					Blüten —							
Adonis				blühende Pflanze —								
Alant			Wurzeln —						Wurzeln —			
Alpenampfer			Wurzeln —						Wurzeln —			
Alpenveilchen				Wurzeln					Wurzeln			
Andorn						blühendes Kraut und Blätter —						
Angelika			Wurzeln —						Wurzeln —			
Anis							reife Früchte —					
Apfelbaum								reife Früchte —				
Arnika			Wurzeln —			Blüten —						
Aronstab			Wurzelstock —									
Augentrost							blühendes Kraut —					
Bärlapp								Sporen				
Bärlauch				Blätter —								

Baldrian								Wurzelstock ——	—			
Basilikum							blühendes Kraut ——	—	—			
Beinwell			Wurzel ——	—								
Berberitze			Wurzel ——	—					Früchte			
Betonie						blühendes Kraut ——	—	—				
Bibernelle			Wurzel ——	—					Wurzel ——	—		
Birke					junge Blätter ——	—						
Bitterklee					Blätter ——	—						
Bockshornklee								Samen ——	—			
Brennessel				Blätter und Stengel ——	—	—	—	—				
Brombeerstrauch					Blätter ——	—		Früchte ——	—			
Brunnenkresse			frisches Kraut ——	—	—							
Buchsbaum					Blätter ——	—	—	—	—	—	—	
										Rinde ——	—	
Dill						Kraut ——	—	—				
								Samen				
Dost							blühendes Kraut ——	—	—	—		

	Jan.	Feb.	März	April	Mai	Juni	Juli	Aug.	Sept.	Okt.	Nov.	Dez.
Eberwurz									Wurzelstock	—		
Efeu						Blätter	—	—				
Ehrenpreis						blühendes Kraut	—	—				
Eibisch			Wurzel	—	Blätter	—	Blüten	—	Wurzel	—	—	
Eiche			Rinde	—						Früchte		
Eisenkraut							ganze Pflanze	—	—			
Enzian										Wurzel	—	
Erdbeere					Blätter	Früchte	—					
Erdrauch					blühendes Kraut	—	—	—				
Farnkraut							Wedel	—	—	—		
										Wurzelstock	—	
Faulbaum			unreife Früchte						Rinde	—	—	
Fenchel								Früchte	—	Wurzel		
Fichte				junge Sprossen								
Flachs							Samen	—				

Flechte				ganze Pflanze						ganze Pflanze		
Frauenmantel					blühendes Kraut —							
Gänseblümchen			Blüten —									
Giersch				junge Blätter —								
Ginster							blühende Zweige —					
Goldrute							blühende Pflanze —					
Hauhechel			Wurzel —			Blüten —			Wurzel —			
Hauswurz					junge Blätter —							
Heckenrose				junge Zweige —						Hagebutten —		
Hederichkraut					blühendes Kraut —							
Heidekraut								blühende Zweigspitzen				
Heidelbeere						Blätter —		Früchte				
Herzgespann						blühendes Kraut —						
Himbeerstrauch					Blätter —			Früchte				
Hirtentäschel					blühendes Kraut —				Samen			
Hohlzahn							blühendes Kraut —					

	Jan.	Feb.	März	April	Mai	Juni	Juli	Aug.	Sept.	Okt.	Nov.	Dez.
Holunder						Blüten und Blätter	——		reife Beeren	——		
Hopfen			junge Triebe	——			Blüten	——	——	Zapfen		
Huflattich			Blüten	——	Blätter	——						
Johannisbeere					Blätter	——	Früchte	——				
Johanniskraut							blühendes Kraut	——				
Käsepappel			Wurzel	——		Blüten	——	——	——	Wurzel		
Kalmus									Wurzelstock	——		
Kamille					Blüten	——	——	——				
Karotte							Wurzel	——	——	——		
Kartoffel							Knolle	——	——	——		
Klette			Wurzel	——					Wurzel	——		
Knoblauch									Zwiebel	——		
Königskerze							Blüten	——	——			
Kümmel						Früchte	——					
Labkraut					blühendes Kraut	——	——	——	——			

Lavendel					Blätter ———							
						Blütenknospen						
Leinkraut						blühendes Kraut ———						
Liebstöckel			Wurzel ———						Wurzel ———			
Linde					Blüten ———							
Löwenzahn				Kraut, Wurzel und Blätter ———					Wurzel ———			
Lungenkraut			blühendes Kraut									
Majoran							blühendes Kraut					
Meerrettich	Wurzel ———								Wurzel ———			
Melisse					Blätter				Blätter ———			
Mistel	Beeren ———		Blätter						Blätter ———		Beeren ———	
Nußbaum						junge Blätter ———						
							unreife Frucht ———		reife Frucht ———			
Odermennig					Blätter	ganze Pflanze ———						
Pestwurz			Wurzeln ———			frische Blätter ———						

	Jan.	Feb.	März	April	Mai	Juni	Juli	Aug.	Sept.	Okt.	Nov.	Dez.
Petersilie					Kraut und Wurzel —							
								Samen —				
Pfefferminze						Blätter — (vor und nach der Blüte)		blü-hende Trieb-spitzen	Blätter			
Preiselbeere					Blätter —			Früchte —		Blätter —		
Quecke			Wurzelstock —						Wurzelstock —			
Quendel							blühendes Kraut					
Rettich						Wurzel —						
Rhabarber					Stengel —				Wurzel —			
Ringelblume						Blüten —						
Rosmarin				blühendes Kraut								
Roßkastanie			Rinde		Blätter —				Rinde und Früchte —			
Ruprechtskraut					blühendes Kraut —							
Salbei				Blätter —								
Sanddorn								reife Beeren —				
Sanikel					blühendes Kraut							

Sauerampfer					frische Blätter ——							
Sauerklee					frische Blätter ——							
Schafgarbe						blühendes Kraut und Blüten ——						
Schlehdorn				Blätter und Blüten						Früchte ——		
Schlüsselblume			Wurzel und Blüten									
Schnittlauch			frische Blätter ——									
Schöllkraut				junges Kraut ——								
Sellerie						Kraut ——				Wurzel Samen ——		
Senf								Samen ——				
Spitzwegerich					Blätter ——					Wurzel		
Springwurz				Wurzelstock ——								
Steinklee						blühendes Kraut ——						
Stiefmütterchen					Blüten und blühendes Kraut ——							
Taubnessel				blühendes Kraut mit Wurzel ——								
Tausendguldenkraut						blühendes Kraut ——						
Thymian					blühendes Kraut							

	Jan.	Feb.	März	April	Mai	Juni	Juli	Aug.	Sept.	Okt.	Nov.	Dez.
Tormentille			Wurzel	———	Blüten	———			Wurzel	———		
Veilchen			Blüten	———					Wurzel	———		
Vogelknöterich						blühendes Kraut	———	———				
Wacholder					Zweigspitzen	———	———	———	———	———		
									reife Beeren	———	———	
Waldmeister					blühendes Kraut	———						
Wegerich					Blätter	———	———					
Wegwarte				Wurzelstock	———		blühende Pflanze	———				
Weißdorn					Blüten und Blätter	———		Früchte	———			
Wermut							blühendes Kraut	———	———			
Wiesenknopf						blühendes Kraut	———	———				
Ysop						blühendes Kraut	———					
Zinnkraut						unfruchtbare Stengel	———	———	———			
Zwiebel							Zwiebel	———	———			

Pflanzenregister

Botanische Pflanzennamen in alphabetischer Reihenfolge mit deutschen Pflanzennamen.

Die Beschreibungen der Heilpflanzen und ihrer Anwendung finden Sie im *Heilkräuterlexikon* nach dem Alphabet der deutschen Pflanzennamen.